Brigitte Schüler
Trockene Augen – Naturheilkundliche Selbsthilfe

W0188736

Trockene Augen

Naturheilkundliche Selbsthilfe

Brigitte Schüler

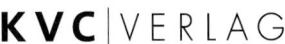

KVC Verlag | NATUR UND MEDIZIN e. V.
Am Deimelsberg 36, 45276 Essen
Tel.: (0201) 56305 70, Fax: (0201) 56305 60
www.kvc-verlag.de

Schüler, Brigitte
Trockene Augen – Naturheilkundliche Selbsthilfe

Wichtiger Hinweis: Für Angaben über Dosierungsanweisungen und Applikationsformen kann vom Verlag keine Gewähr übernommen werden. Jede Dosierung oder Applikation erfolgt auf eigene Gefahr des Benutzers. Geschützte Warennamen (Warenzeichen) werden nicht besonders kenntlich gemacht.

ISBN 978-3-945150-83-2
© KVC Verlag | NATUR UND MEDIZIN e. V., Essen
   3., bearbeitete Auflage 2018

Umschlaggestaltung: eye-d Designbüro, Essen
Druck: Union Betriebs-GmbH, Rheinbach

Inhalt

Die konventionelle Therapie des Trockenen Auges

Chronische Lidrandentzündung (Blepharitis)

Ganzheitliche Sichtweise des Trockenen Auges

Naturheilkundliche Ratschläge für die tägliche Anwendung

Anhang

Einleitung

Liebe Leserin, lieber Leser,
das „Trockene Auge" oder „Sicca-Syndrom" gehört heute zu den häufigsten Erkrankungen des Auges. In den westlichen Industrieländern ist etwa jeder zehnte Einwohner erkrankt (in Deutschland circa 10–12 Millionen Menschen), Frauen sind häufiger betroffen als Männer. Schätzungen zufolge klagt in Deutschland etwa jeder dritte Patient beim Augenarzt über Beschwerden des Trockenen Auges.

Die Erkrankungshäufigkeit steigt mit dem Alter an. Die Überalterung unserer Gesellschaft ist ein wichtiger Grund für die deutliche Zunahme des Krankheitsbildes in den letzten zwei Jahrzehnten. Darüber hinaus spielen die modernen Lebens- und Arbeitsbedingungen eine wichtige Rolle.

Noch vor 40 Jahren wurde das Trockene Auge in den augenärztlichen Lehrbüchern als Seltenheit beschrieben und war auch in der Bevölkerung kaum bekannt. Heute hat es einen solchen gesellschaftlichen Stellenwert erlangt, dass ein Großteil des gesamten Medikamentenumsatzes auf Präparate gegen das Trockene Auge entfällt. Unzählige Anbieter von „Tränenersatzmitteln" überschwemmen den Markt mit ihren Artikeln.

Trotz deutlicher Zunahme des Krankheitsbildes werden Präparate für das Trockene Auge (bis auf wenige Ausnahmen) seit einigen Jahren nicht mehr von den gesetzlichen Krankenversicherungen ersetzt. Sie sind mittlerweile rezeptfrei in jeder Apotheke erhältlich. Die Politik scheint diese Erkrankung als fast selbstverständliche Bagatelle einzustufen, bei der die augenärztliche Diagnose überflüssig ist und der Apotheker die Beratung und Behandlung übernimmt.

Die Therapie des Trockenen Auges gestaltet sich in der konventionellen Medizin trotz der Vielzahl von Tränenersatzmitteln eher frustrierend, und der gewünschte Erfolg bleibt vielfach aus. Ein allgemein praktikabler kausaler Ansatz fehlt hier bis heute.

Zusätzlich beklagen die Patienten, dass sie in den überwiegenden Fällen nicht die nötige Aufmerksamkeit, die die Vielfalt der Beschwerden und die Komplexität des Krankheitsbildes mit sich bringen, bekommen. Ursachen hierfür mögen wiederum in der Unvollständigkeit des konventionellen Therapieansatzes, aber auch im aktuellen Gesundheitssystem, in dem der Arzt zunehmend weniger Zeit für den einzelnen Patienten hat, liegen.

Das Trockene Auge ist eine Störung des Tränenfilms und der Augenoberfläche, die zum Teil mit schweren Befindlichkeits- und Sehstörungen einhergeht. Dieses ernstzunehmende zivilisations- und altersbedingte Krankheitsbild wird durch zahlreiche Einflussfaktoren verursacht und stellt ganzheitlich gesehen lediglich die Spitze des Eisberges, also ein Zeichen einer gesamtkörperlichen Problematik, dar.

Die Ursachen und ganzheitlichen Zusammenhänge des Trockenen Auges sollen dem interessierten Laien im Rahmen dieses Ratgebers nahegebracht werden.

Mit Hilfe der Informationen wird es dem Betroffenen möglich, in vielerlei Hinsicht selbst erfolgreich auf die Krankheit Einfluss zu nehmen. Vor allem bei den zahlreichen Erkrankten, denen die konventionelle Medizin keine Hilfe bietet, möchte ich Verständnis für die gesamtkörperliche Problematik des Trockenen Auges erwecken. Die hier empfohlenen Tipps sollen Ihnen für den Alltag zu einer größtmöglichen Linderung der Beschwerden verhelfen. Dabei kann und darf dieses Büchlein den behandelnden Augenarzt, und hier im optimalen Falle einen ganzheitlich arbeitenden Therapeuten, nicht ersetzen.

Dieser Ratgeber ist eine Anleitung zur Selbsthilfe beim Trockenen Auge – mit großen Schritten in Richtung Eigenverantwortung und Gesundheit.

Viel Erfolg!
Ihre Dr. med. Brigitte Schüler

Das gesunde Auge – Fakten und Zusammenhänge

Anatomie der Lider und der Tränenwege

Um die Entstehungsweise des Trockenen Auges zu verstehen, ist es sinnvoll, einen Blick auf die Anatomie der Lider und der Tränenwege zu werfen.

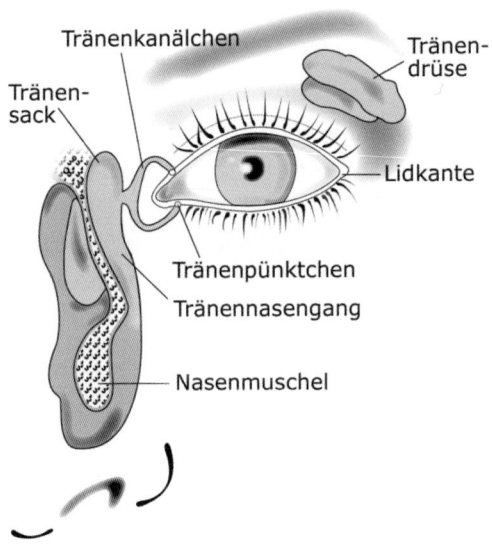

Tränenwege

Die Tränenflüssigkeit wird zum größten Teil in der **Tränendrüse** hinter dem äußeren Anteil des Oberlides gebildet. Über kleine Ausführungsgänge gelangt sie auf die Bindehaut, die den Augapfel und die Lider auskleidet und ein problemloses Gleiten der Lider auf dem Auge ermöglicht. Die Tränenflüssigkeit wird durch den Lidschlag auf der Augenvorderfläche verteilt und hält diese ständig feucht. Sie sammelt sich schließlich im inneren Augenwinkel, um dort über zwei kleine **Tränenpünktchen** in die **Tränenkanälchen** und den **Tränensack** und danach weiter über den Tränennasengang in die Nase abzufließen. Die abführenden Kanälchen sind mit einer Muskelschicht versehen, die sich bei jedem Lidschlag anspannt und dadurch die Träne ansaugt.

Die **Bindehaut** umkleidet als schützende Schleimhaut die äußeren Teile des Augapfels. Sie beginnt an der Innenseite der Unter- und Oberlider, verläuft nach hinten bis zu ihrer jeweiligen so genannten Umschlagsfalte, kehrt an der Oberfläche des Augapfels anliegend wieder zurück und endet direkt an der Hornhaut.

Sie besteht aus mehreren gleitfähigen Schichten, enthält Blut- und Lymphgefäße und trägt durch spezielle schleimbildende Zellen maßgeblich zum Aufbau der Tränenflüssigkeit bei.

Darüber hinaus findet man in der Bindehaut zahlreiche so genannte immunkompetente Zellen. Sie sind für die Erkennung und Abwehr von Krankheitserregern und allergieauslösenden Substanzen zuständig.

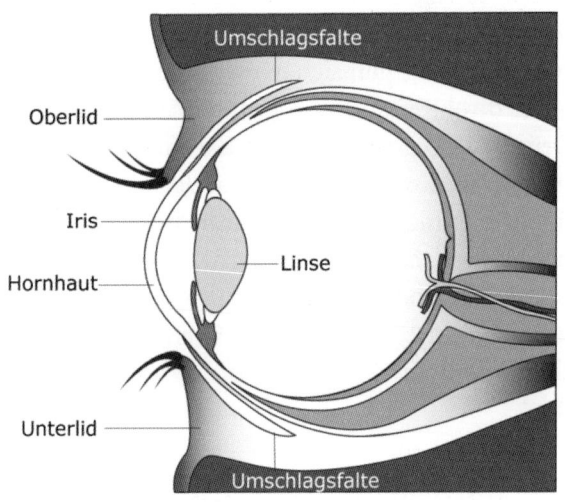

Augenschema mit Lidern

Die **Ober- und Unterlider** sind für den Lidschlag und Lidschluss verantwortlich. Unter

normalen Verhältnissen beträgt die Lidschlagfrequenz 5–10 pro Minute. Ober- und Unterlider
werden durch eine derbe Bindegewebsplatte
(Tarsus) und die darüber liegende Muskulatur
verstärkt. Aus der vorderen Lidkante gehen in
mehreren Reihen die Augenwimpern ab.

Die Lider beherbergen eine Vielzahl von langge-
streckten Talgdrüsen, die so genannten Meibomdrüsen (ca. 20–30 Drüsen pro Lid). Ihre Ausführungsgänge öffnen sich in die hintere, dem Augapfel direkt anliegende Lidkante. Das von den
Drüsen abgegebene Sekret hat einige wichtige
Aufgaben: Es fettet die Lidränder ein und hin-
dert die Tränenflüssigkeit daran, den Lidrand zu
überspülen. Darüber hinaus wird es mit jedem
Lidschlag über die gesamte Augenoberfläche
verteilt und bildet so einen wichtigen Teil des
Tränenfilms.

Der natürliche Tränenfilm –
Eine besondere Flüssigkeit

Die natürliche Tränenflüssigkeit zeichnet sich
durch eine sehr komplexe Zusammensetzung
aus. Von besonderer Wichtigkeit ist der vor der

Hornhaut liegende Tränenfilm. Dort sorgt er für eine glatte und unversehrte Hornhautoberfläche, durch die erst klares Sehen möglich wird. Die Hornhaut ist sehr schmerzempfindlich. Bereits geringe Störungen des Tränenfilms führen schnell zu „müden, trockenen Augen", zu Rötung, Brennen und Fremdkörpergefühl, zu verklebten Lidern bis hin zu schweren Sehstörungen und bleibenden Hornhautveränderungen – Symptome des Trockenen Auges.

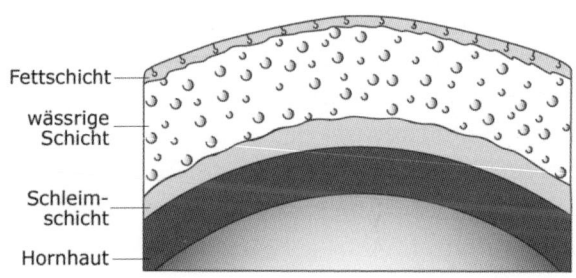

Schichten des Tränenfilms

Der Tränenfilm misst weniger als 10 Mikrometer (also 10 tausendstel Millimeter!) und besteht aus drei ineinander übergehenden Schichten.
Die innere Schicht wird als **Schleimschicht** bezeichnet. Sie liegt der Hornhautoberfläche direkt

auf und gleicht dort kleinere Unebenheiten aus. Gebildet wird sie vorwiegend von den so genannten Becherzellen in der Bindehaut. Die Schleimschicht bildet eine Barriere gegen Krankheitserreger und bereitet die eigentlich flüssigkeitsabweisende Hornhautoberfläche so vor, dass die mittlere Tränenfilmschicht haften kann.

Diese mittlere Schicht nennt man **wässrige Schicht**. Sie ist die dickste der drei Schichten und nimmt etwa 90 Prozent des gesamten Tränenfilms ein. Sie wird von der Tränendrüse produziert und enthält Nährstoffe, Salze, Enzyme (Proteine, die im Körper vorkommende chemische Reaktionen beschleunigen) und Sauerstoff für den Stoffwechsel der gefäßlosen Hornhaut. Außerdem enthält die wässrige Schicht immunwirksame Antikörper, die das Auge vor Infektionen schützen.

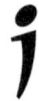

Die wässrige Schicht ist die einzige Schicht, die vom Körper sehr schnell und in großen Mengen produziert werden kann. Dabei kann sich die ausgeschüttete Menge schnell um das Hundertfache erhöhen. Die Ursache hierfür liegt in der besonderen Nervenversorgung der Tränendrüse. Durch seelische Einflüsse wie Freude oder Trauer und durch oberflächliche Reizungen der sensiblen Hornhaut, z. B. durch

Fremdkörper oder das Trockene Auge, wird ein nervöser Reflex ausgelöst, der die vermehrte Ausschüttung von Tränenflüssigkeit bewirkt. Die große Menge kann von den ableitenden Tränenwegen nicht auf einmal abtransportiert werden und läuft in Form von Tränen über die Wangen ab.

Über der wässrigen Schicht liegt eine hauchdünne **Fettschicht**, die auch Lipidschicht genannt wird. Durch ihre außergewöhnlichen physikalischen Eigenschaften sorgt sie dafür, dass der Tränenfilm stabil bleibt und nicht aus dem Auge läuft. Eine weitere, sehr wichtige Aufgabe dieser Schicht ist es, den Tränenfilm vor Verdunstung zu schützen.

Die Fettschicht wird von den Meibomdrüsen am Lidrand produziert und mit jedem Lidschlag auf dem Tränenfilm verteilt. Hormonelle Veränderungen und Störungen der Meibomdrüsen beeinflussen die Zusammensetzung der Fettschicht.

Die spezielle Zusammensetzung des Tränenfilms ist wesentliche Grundlage für seine optimale Funktion. Schon kleinste Veränderungen dieser Zusammensetzung können zum Krankheitsbild des Trockenen Auges führen.

> **Aufgaben des Tränenfilms**
> - Klarheit der optischen Oberfläche des Auges
> - Ausgleich von Unregelmäßigkeiten an Hornhaut und Bindehaut
> - Reinigung der Hornhaut
> - Schutz vor Infektionen
> - Befeuchtung, Ernährung und Sauerstoffversorgung der Hornhaut

Der Einfluss des Immunsystems

Die Augenoberfläche und die angrenzende Bindehaut befinden sich in ständiger Auseinandersetzung mit der Umwelt. Dabei müssen krankmachende Keime (Bakterien und Viren) oder allergieauslösende Substanzen möglichst schnell erkannt und unschädlich gemacht werden.

In der Bindehaut konnte man Ansammlungen von spezialisierten Immunzellen (Plasmazellen und Lymphozyten) nachweisen, die in ihrer Gesamtheit als eigenständiges Immunsystem angesehen werden. Man bezeichnet es als EALT (**E**ye **A**ssociated **L**ymphatic **T**issue = augenassoziiertes lymphatisches Gewebe) oder CALT (**C**onjunctiva

Associated Lymphatic Tissue). Es kommt in ähnlicher Form auch in anderen Schleimhäuten, z. B. im Darm, vor und wird dort mit dem Überbegriff MALT (Mucosa Associated Lymphatic Tissue = schleimhautassoziiertes lymphatisches Gewebe) bezeichnet.

Die in der Bindehaut befindlichen Immunzellen erreichen ihre Spezialisierung erst, nachdem sie eine „Ausbildung" durchlaufen haben. Hierbei kommen sie mit möglichst vielen, dem Körper „fremden", also möglicherweise schädlichen Substanzen (Antigene) in Kontakt. Sie entwickeln für diese Substanzen „ein Gedächtnis" (so genannte Gedächtniszellen) und können, wenn sie mit dem Antigen erneut in Kontakt treten, schneller und effektiver reagieren als beim ersten Mal. Sie sind dann bezüglich dieser Substanz „ausgebildet", also spezialisiert.

Eine Gedächtniszelle der Bindehaut kann ihre „Ausbildung" an Ort und Stelle, also in der Bindehaut, erfahren haben. Es ist aber auch möglich, dass sie in einem anderen MALT ausgebildet wurde, beispielsweise im Darm, und danach in die Bindehaut einwanderte, um dort ihrer Arbeit nachzugehen. So ist es denkbar, dass eine im Darm erlernte Immunreaktion (beispielsweise durch krankmachende Bakterien, Pilzbefall oder bestimmte Nahrungsmittel) bei erneutem Antigenkontakt (im Darm oder am Auge) eine Begleitreaktion am Auge auslösen kann.

Es handelt sich hierbei um ein sehr komplexes System mit einer erstaunlichen Kommunikationsleistung der Immungewebe untereinander, das wissenschaftlich noch nicht vollständig entschlüsselt ist.

Man vermutet, dass das Trockene Auge durch solche immunologischen Reaktionen mitverursacht wird.

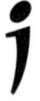 Antigene sind krankmachende Bakterien, Pilze und Viren, allergieauslösende Substanzen wie Pflanzenpollen, aber auch Nahrungsmittel oder Farb- und Konservierungsstoffe.

Das Trockene Auge – Fakten und Zusammenhänge

Das Trockene Auge ist keine isolierte Erkrankung. Durch unterschiedlichste Ursachen, die weiter unten diskutiert werden, kommt es zu einem entzündlichen Prozess, der eine Reihe von Symptomen hervorruft, die man unter dem Begriff „Trockenes Auge" oder „Sicca-Syndrom" zusammenfasst. Im weiteren Text wird der Begriff „Trockenes Auge" bevorzugt verwendet.

Symptome

Wenn der empfindliche Tränenfilm gestört ist, kann er die Augenoberfläche nicht mehr ausreichend befeuchten. Er reißt auf, und es bilden sich trockene Stellen auf der Hornhaut. Beim gesunden Auge genügt ein Lidschlag, um den Tränenfilm wiederherzustellen. Beim Trockenen Auge aber reicht das nicht aus. Die sensiblen Zellen der Augenoberfläche werden gereizt, und auf der schmerzempfindlichen Hornhaut können kleine, für das bloße Auge unsichtbare Wunden entstehen. Die Versorgung der Hornhaut mit Sauerstoff ist eingeschränkt, weshalb die Blutgefäße der Bindehaut die Versorgung übernehmen und sich dafür erweitern. Das Auge erscheint gerötet. Zusätzlich ist in dieser Situation der natürliche Infektionsschutz des Auges reduziert, Bindehautentzündungen können nun schneller entstehen.

Ein so gestörter Tränenfilm kann mit einer Vielzahl von Beschwerden in unterschiedlicher Ausprägung einhergehen, die den Alltag zur Qual machen.

Bei leichten Formen des Trockenen Auges wird oft nur ein Druckgefühl oder ein Verschwommensehen nach längerem Lesen bemerkt. In den meisten Fällen aber haben die Patienten mit ausgeprägteren Formen des Trockenen Auges deutlich mehr Beschwerden und empfinden einen sehr hohen Leidensdruck.

Beschwerden beim Trockenen Auge
– Brennen
– Juckreiz der Augen und/ oder der Lider
– Gerötetes Auge, Lidrandrötung
– Trockenheitsgefühl der Augen und der Lider
– Fremdkörpergefühl („Sandkorngefühl")
– Müdigkeitsgefühl der Augen

- Lichtempfindlichkeit, vermehrtes Tränen bei Umwelteinflüssen (Wind und Kälte)
- Schmerzen beim Lidschlag
- Druckgefühl im Auge
- Augapfelschmerzen beim Berühren des Oberlides
- Plötzlich einschießende stechende Augenschmerzen
- Schmerzen hinter dem Auge
- Gefühl, das Auge zu spüren
- Unverträglichkeit von Kontaktlinsen
- Verschwommensehen beim Lesen
- Unfähigkeit, die Augen zu öffnen („Festkleben der Lider auf dem Auge", häufig nachts)
- Lidschwellung
- Verkrustete und verklebte Lider

Ursachen des Trockenen Auges

Umwelteinflüsse und Lebensgewohnheiten

Viele moderne Lebensgewohnheiten belasten unsere Augen und können den natürlichen Tränenfilm aus dem Gleichgewicht bringen. Stark beansprucht werden die Augen beispielsweise bei der Bildschirmarbeit, bei längerem Fernsehen und Lesen oder bei langen Autofahrten. Ursache hierfür ist die beim konzentrierten Sehen reduzierte Lidschlagfrequenz, die dann zur Antrocknung der Hornhaut und zu Symptomen des Trockenen Auges führen kann.

Klimaanlagen, Zugluft, Wind, Hitze und Kälte, trockene Heizungsluft oder trockene Luft in Flugzeugen und Zügen sowie Umweltbelastungen durch Zigarettenrauch, Ozon, Abgase, Feinstaub oder Dämpfe von Chemikalien (beispielsweise Lösungsmittel) können zu Störungen des Tränenfilms führen.

 Office Eye Syndrom: Fast 50 % aller Bildschirmarbeiter leiden unter Trockenen Augen: Sie halten sich größtenteils in klimatisierten Räumen auf, und die in Büros zahlreich vorhandenen elektrischen Geräte erzeugen eine trockene und ozonreiche Umgebungsluft. Augenprobleme sind hier nahezu vorprogrammiert.

Alter und Ernährung

Mit zunehmendem Alter ist die Tränenfilmproduktion durch Rückgang der Tätigkeit der Meibomdrüsen und durch Störungen im Wasserhaushalt eingeschränkt. Auch hormonelle Ungleichgewichte können, besonders bei Frauen, ein Trockenes Auge verursachen. So kann bei jungen Frauen durch Einnahme der „Pille" oder während der Schwangerschaft ein Trockenes Auge entstehen. Bei Frauen in den Wechseljahren und im Alter leisten hormonelle Schwankungen und ein Ungleichgewicht zwischen männlichen und weiblichen Hormonen der Entstehung eines Trockenen Auges Vorschub.

Für eine gesunde Tränenfilmproduktion ist außerdem eine ausreichende tägliche Trinkmenge und eine ausgewogene Ernährung notwendig. Hierauf wird weiter unten noch näher eingegangen.

Erkrankungen

Autoimmunerkrankungen

Bestimmte chronische Erkrankungen können mit Trockenen Augen einhergehen. Hierzu zählen Rheuma und Schilddrüsenerkrankungen

(z. B. Hashimoto und Basedow). Beides sind so genannte Autoimmunerkrankungen, die mit einer speziellen Reaktion des Immunsystems einhergehen. Bei diesen Erkrankungen bildet der Körper Antikörper gegen körpereigene Strukturen, beispielsweise gegen Schilddrüsen- oder Gelenkanteile. Im Rahmen einer Immunreaktion werden diese dann angegriffen und schlimmstenfalls vollständig zerstört.

Sklerodermie, Lupus erythematodes und Dermatomyositis sind seltenere Autoimmunerkrankungen, die unter dem Oberbegriff der Kollagenosen zusammengefasst werden. Sie verursachen in den meisten Fällen ein Trockenes Auge, das dann oftmals das erste Anzeichen der Erkrankung ist.

Die genaue Ursache für die Entstehung von Autoimmunerkrankungen ist bisher ungeklärt. Unklar ist auch, warum bei diesen Erkrankungen sehr häufig ein Trockenes Auge vorkommt. Dieser Zusammenhang lässt jedoch eine Mitwirkung des Immunsystems bei der Entstehung des Trockenen Auges vermuten.

Das Sjögren-Syndrom

Als Sjögren-Syndrom bezeichnet man einen Krankheitskomplex, der mit einem ausgeprägten Trockenen Auge, allgemein trockenen Schleimhäuten und Gelenkbeschwerden einhergeht.

Es tritt vor allem bei Frauen in oder nach den Wechseljahren auf. Vorrangige Beschwerden sind Sandgefühl der Augen und Lichtscheu, trockener Mund, Schluckbeschwerden, Heiserkeit und Husten, trockene Vaginalschleimhaut und Gelenkschmerzen.

Objektiv findet man eine Rückbildung von Tränen- und Speicheldrüsen sowie der Schleimdrüsen des Magen-Darm- und des Atemtraktes. Als Ursache wird ein Autoimmungeschehen vermutet. Labordiagnostisch findet man charakteristische Veränderungen, unter anderem auch erhöhte Rheumafaktoren. Der endgültige Beweis kann nur über eine Gewebsentnahme aus einer Mundspeicheldrüse geführt werden.

Weitere Erkrankungen und Störungen

Nach **Nieren- und Knochenmarktransplantationen** beobachtet man in vielen Fällen ein Trockenes Auge. Auch hier wird ein ursächlicher Zusammenhang mit dem Immunsystem vermutet.

Bestimmte **Hauterkrankungen**, z. B. Neurodermitis und Rosazea sowie eine allgemeine Trockenheit von Haut und Schleimhäuten, sind oft mit Trockenen Augen vergesellschaftet. Rosazea ist eine auf das Gesicht beschränkte Hauterkrankung, die sich in fleckförmigen Rötungen, erweiterten Blutgefäßen und entzündeten Knötchen äußert. Sie breitet sich meist schmetterlingsartig über Nase und Wangen aus und kann auch die Stirn und die Lidränder befallen (vgl. Kapitel Chronische Lidrandentzündung).

Auffallend häufig tritt ein Trockenes Auge im Zusammenhang mit **Störungen des Magen-Darmtraktes** auf. Hierzu zählen akute und chronische Magen- und Darmprobleme, Colitis ulcerosa, Morbus Crohn und der „Reizdarm", hinter dem sich oft Nahrungsmittelallergien und -unverträglichkeiten verbergen.

Weiterhin findet man eine Störung des Tränenfilms bei der **Zuckerkrankheit** (Diabetes) und **Depressionen**.

Die von Schlafapnoe-Patienten verwendeten **Beatmungsgeräte** zur Unterstützung der Atemtätigkeit in der Nacht (CPAP-Geräte = Schlafmasken) erzeugen in vielen Fällen einen Windzug in der

Nähe des Auges, so dass es, da die Augen während des Schlafes nicht immer komplett geschlossen sind, zu einer vermehrten Verdunstung der Tränenflüssigkeit kommt. Die Folge sind morgendlich gereizte, gerötete und stark tränende Augen.

Medikamente und lokale Einflüsse

Zahlreiche Medikamente können als Nebenwirkung ein Trockenes Auge hervorrufen. Die wichtigsten sind Mittel gegen Allergien (Antihistaminika), Wassertabletten (Diuretika), Schmerztabletten (Analgetika), Bluthochdrucktabletten (Betablocker), Antidepressiva und Beruhigungsmittel (Psychopharmaka) sowie Hormonpräparate ("Pille", Hormonersatztherapie in und nach den Wechseljahren oder bei hormonabhängigen Tumoren wie Brust- oder Prostatakrebs).

Auch bei der Tumortherapie (insbesondere während und nach einer Chemotherapie und nach Bestrahlungen) treten Trockene Augen auf. Viele lokale Einflüsse am Auge selbst können ein Trockenes Auge hervorrufen. An erster Stelle stehen hierbei Patienten, die sich einer Dauertherapie mit Augentropfen unterziehen müssen, vor allem beim Glaukom (Grüner Star). In vielen Fällen müssen die zur Drucksenkung des Auges notwendigen Augentropfen mehrfach täglich in die Augen getropft werden, zumeist jahre- oder sogar lebenslang. Dabei wirkt sich neben dem drucksenkenden Inhaltsstoff selbst vor allem der in den Tropfen enthaltene Konservierungsstoff (meistens Benzalkoniumchlorid) nachhaltig störend auf den Tränenfilm aus. Mittlerweile sind wenige Augentropfen auch konservierungsstofffrei erhältlich.

i Benzalkoniumchlorid führt zu Störungen der schützenden Fettschicht, zu Schädigungen der Hornhautoberfläche und ist häufig Ursache von Kontaktallergien. Besonders bei Langzeitanwendung von Augentropfen (über Monate oder Jahre) sollten Tropfen ohne Konservierungsstoffe verwendet werden.

Aber nicht nur Konservierungsstoffe, sondern auch die in manchen Augentropfen enthaltenen Medikamente (Antibiotika, Kortison, Antiallergika) können, besonders nach längerer Anwendung, ein Trockenes Auge hervorrufen. Dies findet man nach Augenoperationen (beispielsweise nach Operationen des Grauen Stars oder nach Laserbehandlungen der Hornhaut) im Rahmen der anschließenden mehrwöchigen Nachbehandlung mit Augentropfen. Auch die Operation selbst kann durch Verletzung der Kontinuität von Hornhautoberfläche und Bindehaut kurzfristig ein Trockenes Auge auslösen.

Entzündliche Ursachen

Entzündliche Veränderungen im Bereich der Tränendrüse und der Lider sowie eine Bindehaut- oder Hornhautentzündung (bakteriell, viral oder allergisch) können Störungen des Tränenfilms und damit Symptome eines Trockenen Auges verursachen.

Da sich Entzündungen und Augenoperationen bzw. deren Nachbehandlung meist in einem zeitlich begrenzten Rahmen abspielen, kann man innerhalb von einigen Wochen bis Monaten mit Beschwerdefreiheit rechnen.

Kontaktlinsen

Viele Kontaktlinsenträger klagen über trockene und brennende Augen, vor allem nach längeren Tragephasen. Das Tragen von Kontaktlinsen kann bei Trockenen Augen Komplikationen am

Auge (Einwachsen von Gefäßen in die Hornhaut) hervorrufen, die das Linsentragen unmöglich machen können. Da Kontaktlinsenträger die dazugehörigen Beschwerden meistens erst im fortgeschrittenen Stadium bemerken, sollten der Sitz der Linsen auf dem Auge, die Wahl der Linsensorte und die Tragezeitgewohnheiten regelmäßig augenärztlich überprüft werden (Empfehlung: alle sechs Monate).

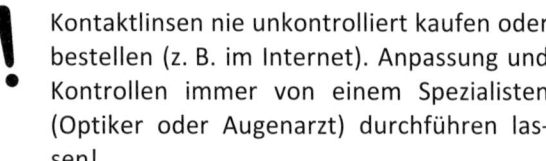

Kontaktlinsen nie unkontrolliert kaufen oder bestellen (z. B. im Internet). Anpassung und Kontrollen immer von einem Spezialisten (Optiker oder Augenarzt) durchführen lassen!

Kosmetikartikel und kosmetische Operationen

Kosmetikartikel wie Augencremes, Wimperntusche, Lidschatten und Lidstrich können ins Auge gelangen und den empfindlichen Tränenfilm stören. Besonders vom Auftragen des Lidstriches auf die Lidkante (Bereich zwischen Wimpern und Augapfel) muss abgeraten werden, da dort die Ausführungsgänge der Meibomdrüsen liegen und diese verstopft werden können. In der Folge kann deren fettiges Sekret nicht abgegeben werden, und die wichtige, den Tränenfilm stabilisierende Fettschicht wird unvollständig gebildet.

 Den Lidstrich immer unter der Wimpernreihe auftragen!

Auch kosmetische „Eingriffe" wie Permanent Make-Up oder das Färben von Augenwimpern können ein Trockenes Auge hervorrufen.

Schließlich ist auch bei kosmetischen Lidoperationen besondere Vorsicht geboten. Wenn dabei zu viel „überschüssige" Lidhaut entfernt wird, können unter Umständen die Lider nicht mehr vollständig geschlossen werden. Ein quälendes Trockenes Auge ist die mögliche Folge.

Nach Silikon-Brustimplantaten werden neben diversen anderen Komplikationen (Gelenkschmerzen, chronisches Müdigkeitssyndrom, Haarausfall) bei etwa der Hälfte der Patientinnen ein Trockenes Auge beobachtet. Labordiagnostisch finden sich Hinweise auf eine Autoimmunreaktion.

Nervensystem und Psyche

Seit Jahren ist bekannt, dass alle an der Tränenbildung beteiligten anatomischen Strukturen inklusive der Meibomdrüsen durch Nervenfasern vernetzt sind. Dieses Netzwerk ist wissenschaftlich nicht vollständig verstanden, man geht aber davon aus, dass dadurch nicht nur die Menge, sondern auch die Zusammensetzung des Tränenfilms gezielt gesteuert werden kann. Querverbindungen zum Immunsystem und zur Psyche werden vermutet. Man stellt sich also die Tränenfilmproduktion als Mosaik aus nervlichen, immunologischen und psychischen Anteilen, ergänzt durch hormonelle Einflüsse, vor. Der Schluss liegt nahe, dass auch psychische Einflüsse, wie z. B. Stress, an der Entstehung eines Trockenen Auges beteiligt sind (s. Kapitel „Psychische Aspekte des Trockenen Auges").

Diagnostik

Die Diagnose des Trockenen Auges stützt sich im Wesentlichen auf die Beschwerden des Patienten, die typischen Symptome, die Krankenvorgeschichte (Anamnese) und auf die Ergebnisse der augenärztlichen Untersuchung.

In der Anamnese fragt der Augenarzt zunächst nach dem zeitlichen Auftreten der Beschwerden (Tageszeit, Beschwerden am Arbeitsplatz, bei bestimmten Aktivitäten usw.), nach Allgemeinerkrankungen, Einnahme von Medikamenten, dem Gebrauch von Kontaktlinsen und Kosmetika. Anschließend steht dem Arzt eine Reihe von Untersuchungen zur Verfügung, die je nach Ursache des Trockenen Auges zur Diagnose führen. Da das Krankheitsbild zahlreiche unterschiedliche Ursachen haben kann, existiert leider kein einfacher, beweisender Test.

Die wichtigsten Untersuchungen werden im Folgenden kurz dargestellt.

Spaltlampenuntersuchung

Der Augenarzt führt die Spaltlampenuntersuchung routinemäßig durch und kann hiermit die vorderen Augenabschnitte mit den Lidern und deren Beschaffenheit (Verkrustungen, Narben, Entzündungen), die Wimpern und vor allem den Zustand der Meibomdrüsen beurteilen. Durch sanften Druck auf den Lidrand (mit einem Wattestäbchen oder dem Finger des Arztes gegen eine vor den betäubten Augapfel gehaltene Lidplatte) lässt sich das Sekret der Drüsen ausdrücken und beurteilen. Direkt oberhalb der Unterlider, zum Augapfel hin gelegen, können so genannte lidkantenparallele conjunktivale Falten (LIPCOFs) sichtbar sein. Sie entstehen durch die beim Trockenen Auge häufig auftretende entzündliche Aufquellung der Bindehaut und gelten als bislang sicherstes klinisches Zeichen eines Trockenen Auges.

Schließlich gewinnt man bei der Untersuchung mit der Spaltlampe einen ersten Eindruck über die Menge des vorhandenen Tränenfilms und die Beschaffenheit von Hornhaut und Bindehaut.

Tränenfilmaufreißzeit

Zur Messung der Tränenfilmaufreißzeit wird der vordere Augenabschnitt für kurze Zeit mit einem gelben Farbstoff (Fluoreszein) angefärbt. Dazu wird mit einem speziellen angefeuchteten Papierstreifen oder durch Augentropfen der Farbstoff schmerzlos auf die Bindehaut gebracht. Unter blauem Licht beurteilt nun der Augenarzt den Tränenfilm (mittels Spaltlampenuntersuchung) und misst die Zeit, die verstreicht, bis der Tränenfilm bei offenem Auge aufreißt.

Die Tränenfilmaufreißzeit (**B**reak-**u**p-**t**ime, BUT) beträgt im Normalfall 20–30 Sekunden. Als krankhaft gelten Werte unter 10 Sekunden.

Mit Hilfe dieser Fluoreszein-Färbung lassen sich gleichzeitig Störungen des wässrigen Tränenfilmanteils und die dadurch bedingten Oberflächendefekte an Hornhaut und Bindehaut sichtbar machen.

Bengalrosafärbung

Bei der Bengalrosafärbung wird der Farbstoff Bengalrosa in den Bindehautsack eingeträufelt. Da Bengalrosa im Vergleich zu Fluoreszein stark reizt, müssen Binde- und Hornhaut zuvor mit Augentropfen leicht betäubt werden.

Anhand dieser Färbung erkennt der Augenarzt Störungen der Schleimschicht des Tränenfilms und das Ausmaß der damit verbundenen Hornhaut- und Bindehautschädigung.

Schirmer-Test

Der Schirmer-Test dient zur Beurteilung der Leistung der Tränendrüse. Ein spezieller Filterpapierstreifen wird in den äußeren Lidwinkel eingelegt. Anhand der Länge der im Streifen aufgesogenen Flüssigkeit wird dann auf die Menge der gebildeten Tränenfilmflüssigkeit rückgeschlossen.

Farnkraut-Test

Beim Farnkraut-Test wird ein Tropfen Tränenflüssigkeit aus dem Bindehautsack entnommen und auf eine Glasplatte aufgetupft. Das Aussehen des eingetrockneten Tränenfilms (Farnkrautmuster unterschiedlichster Ausprägung) ermöglicht eine Aussage über die chemische Zusammensetzung des Tränenfilms.

Untersuchungen in der Klinik

Führen die oben genannten Untersuchungen nicht zum gewünschten Ergebnis, so können in Einzelfällen weiterführende Untersuchungen sinnvoll sein. Diese Untersuchungen sind Spezialabteilungen vorbehalten und werden nicht vom Augenarzt in der Praxis durchgeführt.

Die konventionelle Therapie des Trockenen Auges

Symptomatische Ansätze

Die aus den ärztlichen Untersuchungen gewonnenen Erkenntnisse ermöglichen eine Einteilung des Trockenen Auges in vier Stadien: mild, leicht, mittelschwer und schwer. Außerdem ist der Ort der Tränenfilmstörung, also die Schleim-, die wässrige oder die Fettschicht, von Bedeutung. Aus diesen Informationen resultiert die konventionelle Therapie, bei der eine zum Beschwerdebild passende so genannte „künstliche Tränenflüssigkeit" in Form von Augentropfen, -gelen oder -salben ausgewählt wird. Die physikalischen Eigenschaften der natürlichen Tränen sind allerdings so komplex, dass es sehr schwierig ist, die Originalträne künstlich nachzubauen. Die derzeitig auf dem Markt befindlichen Mittel sind weit davon entfernt, dieses Ziel zu erreichen.

Die im Folgenden geschilderten Therapieansätze sind mit einer noch in der Erprobung befindlichen Ausnahme rein symptomatischer Natur, also auf die Beschwerden des Patienten, aber nicht auf deren Ursache ausgerichtet. Ein solcher Ansatz fehlt derzeit in der konventionellen Therapie des Trockenen Auges.

Augentropfen, Augengele und Augensalben

Bei leichten Formen des Trockenen Auges kann die lokale Therapie erfolgreich sein und zur vollständigen Beschwerdefreiheit führen. Da das Trockene Auge ein sehr verbreitetes Krankheitsbild ist, ist das Angebot der auf dem Markt verfügbaren Tropfen, Gele und Salben nahezu unüberschaubar. Die Verträglichkeit und das Ansprechen der Patienten auf die unterschiedlichen Mittel sind individuell sehr verschieden.

 Wenn Sie eine Substanz gefunden haben, die zur relativen Beschwerdefreiheit führt, ist es ratsam, bei dieser zu bleiben. Ein häufiges Wechseln und „Ausprobieren" führt meistens nicht zum Erfolg, sondern stört den Tränenfilm möglicherweise zusätzlich.

Tränenersatzmittel

Die geläufige Therapie von leichteren Formen des Trockenen Auges ist die Anwendung von Augentropfen. Leider ist ihre Verweildauer im Auge eher gering, weshalb sie als Tränenersatzmittel prinzipiell nur von begrenztem Wert sind. Aus diesem Grund hat man dickflüssigere Substanzen (Gele) entwickelt, die länger vorhalten und wie ein flüssiger Verband auf dem Auge liegen.

Die chemischen Inhaltsstoffe, die in Tropfen und Gelen vorkommen, sind Polymere (z. B. Systane-Augentropfen), Celluloseabkömmlinge (z. B. Sicca Stulln-Augentropfen, Sic-Ophthal N-Augentropfen), Polyvinylalkohole (z. B. Dispatenol-Augentropfen, Liquifilm-Augentropfen), Polividone (z. B. Vidisept-Augentropfen) und Carbomere (z. B. Artelac nighttime, Vidisic-Gel).

Künstliche Tränenpräparate können bedenkenlos mehrfach täglich ins Auge getropft werden. Allerdings ist der Konservierungsstoff langfristig schädlich, so dass Tropfen ohne Konservierungsstoffe zu bevorzugen sind.

Heparin

Darüber hinaus gibt es Augenmittel, die den Wirkstoff Heparin (z. B. Parin-POS-Augensalbe) beinhalten. Heparin wird üblicherweise zur Blutverdünnung angewandt. Zusätzlich hat es aber entzündungshemmende, antiallergische und wundheilungsfördernde Wirkungen und ähnelt einer Substanz, die in den Speicheldrüsen mediterraner Tintenfische vorkommt. Leichte bis mittlere Störungen der wässrigen Tränenschicht sind der Ansatzpunkt für diese Mittel.

Weißmacher

 Vorsicht „Weißmacher": Vom Gebrauch dieser Tropfen ist in jedem Falle abzuraten! Weiße Augen sind nicht immer auch gesunde Augen!

Trockene Augen sind oft gerötet, ein Zeichen für eine vermehrte Durchblutung als Folge einer gestörten Benetzung. Augentropfen mit den Inhaltsstoffen Naphazolin, Tetryzolin, Tramazolin und Phenylephrin (so genannte „Weißmacher",

z. B. in Berberil N, Ophtalmin N, Vasopos N, Visine Yxin) verengen die Blutgefäße, was zunächst dazu führt, dass die Augen weiß und strahlend erscheinen. Bei längerer Anwendung verschlimmern die Weißmacher das Trockene Auge jedoch, da es zu einer Abnahme der Tränenproduktion kommt. Außerdem erweitern sich die Gefäße langfristig, und es bildet sich eine dauerhaft vermehrte Rötung der Augen, die mittels Weißmacher nur für kurze Zeit wieder verschwindet. Es entsteht eine Art von Abhängigkeit.

Vitaminpräparate und Hyaluronsäure

Vitamin B-haltige Augenpräparate (Inhaltsstoff: Dexpanthenol, z. B. in Corneregel Augentropfen und -gel, Bepanthen Augensalbe, PAN Ophthal Augengel) wirken oberflächenregenerierend und sind in Form von Augentropfen, -gelen und -salben erhältlich. Bei stärkeren Formen des Trockenen Auges sind sie als Salbenanwendung über Nacht besonders wirksam.

Ein positiver Effekt von Vitamin A-haltigen Augenpräparaten (Inhaltsstoff: Retinol, z. B. Vitagel

Augengel, VitA-POS Augensalbe) ist nicht belegt, sie sind daher umstritten.

Der körpereigene Stoff Hyaluronsäure (enthalten in Gelenkflüssigkeit, im Glaskörper des Auges, im Bindegewebe) hat die Funktion einer Kittsubstanz zwischen den Zellen. Das ursprünglich sehr teure Mittel wurde bis vor einigen Jahren nur als Hilfssubstanz bei Augenoperationen oder in Ausnahmefällen bei starken Hornhautverletzungen angewandt. Heute ist es Bestandteil vieler Tropfenzubereitungen (z. B. HYLO-COMOD-Augentropfen, BLUpan-Augentropfen). Es legt sich wie ein Schutzfilm auf die Hornhaut, wirkt aber nur wenig regenerierend.

Liposome

Bei annähernd der Hälfte der Patienten mit Trockenem Auge ist die Fettschicht gestört. Der Einbau dieser fehlenden fettigen Substanzen in Augentropfen und -gele ist ein großes Problem. Durch einen vielversprechenden, neuen Ansatz mit Ersatz der Fette in so genannten Liposomen, die als Spray auf die Lider aufgebracht werden, scheint hier eine akzeptable Alternative gefunden zu sein (z. B. TEARS AGAIN Liposomales

Augenspray oder TEARS AGAIN Sensitive mit Dexpathenol).

Hormonpräparate

Aufgrund des Wissens über Hormonschwankungen als Ursache für Trockene Augen werden derzeit Hormone in Form von Augentropfen, -gelen und -salben erprobt.

Ciclosporin A

Als derzeit einziger kausaler Therapieansatz in der konventionellen Medizin ist die Entwicklung von Ciclosporin A-haltigen Augentropfen. Ciclosporin A besitzt die Fähigkeit, Entzündungsprozesse zu unterbrechen. Dieses Mittel ist nur in Einzelfällen anwendbar, wird in Kliniken angewandt und befindet sich noch in der Erprobung.

Eine bessere Verträglichkeit der brennenden Tropfen wird neuerdings durch den Zusatz von Liposomen erreicht.

Eigenserum

Ein hoffnungsvoller, aber derzeit noch experimenteller Ansatz ist die Verwendung von Eigenserum-Augentropfen. Sie werden aus patienteneigenem Blut hergestellt und besitzen viele der positiven Eigenschaften des natürlichen Tränenfilms.

Leider handelt es sich um ein sehr aufwendiges und teures Verfahren, das nicht von den Krankenkassen übernommen wird.

Operative Methoden

Lidfehlstellungen können ein Trockenes Auge nach sich ziehen. Beispiele sind vom Auge abstehende Unterlider (Ektropium, altersbedingt), zu große Lidspalten (beispielsweise durch Lähmung des Gesichtsnervs) oder durch Narben veränderte Lidstellungen. Spezielle Lidoperationen können diese Fehlstellungen verbessern oder bestenfalls vollständig beseitigen.

Bei einer sehr geringen Menge an Tränenflüssigkeit (Mangel an wässrigem Tränenfilmanteil, z. B. durch Rückbildung der Tränendrüsen beim

Sjögren-Syndrom) ist ein Verschluss der ableitenden Tränenkanälchen möglich. Eine vorübergehende Lösung ist dabei das Einsetzen von Silikonpfropfen (punctum plaque) in die Tränenpünktchen. Dieser Verschluss ist jederzeit wieder entfernbar.

Eine endgültige „Lösung des Problems" bietet der Verschluss der Tränenpünktchen durch Hitzeanwendung. Dieser Eingriff kann nicht mehr rückgängig gemacht werden und sollte deshalb nur im Extremfall angewendet werden. Nachteil dieser Methode ist später das mögliche Ablaufen überschüssiger Tränenflüssigkeit über die Wangen.

Bei Störungen der Schleimschicht werden als Ersatz für die Bindehaut Verpflanzungen von Mundschleimhaut und gleichermaßen als Ersatz für die Tränendrüse (z. B. bei Sjögren-Syndrom) Verpflanzungen von Speicheldrüsen durchgeführt. Diese Therapien sind sehr aufwendig und kommen nur selten zur Anwendung.

Physikalische Maßnahmen

Sanfte Rotlichtbestrahlungen bei Trockenen Augen verbessern die Sekretausscheidung der Meibomdrüsen (UV-A-Strahlung der Wellenlänge 315–380 nm). Ein vergleichbarer Effekt ist durch andere lokale Wärmeanwendungen wie beispielsweise Sauna, Dampfbäder, warme Kompressen oder Augenbäder erzielbar (s. Kapitel „Biochemie nach Schüßler", „Hydrotherapie nach Kneipp", „Phytotherapie" weiter unten).

Chronische Lidrandentzündung (Blepharitis)

Formen der Lidrandentzündung

Lidrandentzündungen sind eine häufige Ursache für Trockene Augen. Da die Lidrandentzündung ein eigenständiges Krankheitsbild darstellt, wird ihre Behandlung hier gesondert erklärt.

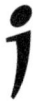 Überschneidungen mit der Behandlung des Trockenen Auges sind – besonders bei den ganzheitlichen Maßnahmen – möglich. Die Therapie der Lidrandentzündung kann in jedem Fall mit der später erläuterten Behandlung des Trockenen Auges kombiniert werden.

Die Entstehungsmechanismen der chronischen Lidrandentzündung sind vielfältig und noch nicht geklärt. Je nach Ort der Entzündung unterscheidet man die vordere und die hintere Lidrandentzündung. Bezogen auf ihre Ursache wiederum trennt man die bakterielle von der seborrhoischen Form. Letztere kommt häufig vor und betrifft vor allem die Meibomdrüsen.

Viele Betroffene kennen die Neigung zu Lidrandentzündungen schon seit ihrer Kindheit. Gleichzeitig liegen oft Hauterkrankungen wie Rosazea, seborrhoische Dermatitis, Akne und Neurodermitis vor. Verschlimmernd wirken äußere Reize wie Staub, Rauch und trockene Luft.

Symptome und Ursachen

Die Lidrandentzündung zeigt sich in gerötetem, geschwollenem und verdicktem Lidrand, vermehrter Schuppenbildung auf den Lidern und verklebten Wimpern. Die Patienten klagen über Schmerzen am Lidrand und vor allem über die Symptome des Trockenen Auges.

In der Regel sieht man langjährige Verläufe, in denen sich zusätzlich Komplikationen wie Lidrandvernarbungen und immer wiederkehrende Gersten- und Hagelkörner einstellen.

Die Lidrandentzündung entsteht meist durch eine Veränderung der Meibomdrüsen und deren Sekret. Man beobachtet eine Verstopfung der Drüsen und eine Eindickung des Drüseninhaltes. Dieser kann dann das Auge über den Lidschlag nicht mehr ausreichend benetzen (Störung der Fettschicht des Tränenfilms). In der

Folge reißt der Tränenfilm vorschnell auf, und Symptome des Trockenen Auges treten auf. Außerdem konnte man Veränderungen der chemischen Zusammensetzung des Drüseninhaltes mit einer Vermehrung von entzündungsfördernden Fettsubstanzen nachweisen. Man vermutet auch nervliche und hormonelle Einflüsse auf die Funktion der Meibomdrüsen.

All diese Einflüsse deuten darauf hin, dass die Lidrandentzündung als Ursache für das Trockene Auge nicht nur als lokaler, sondern als ein ganzheitlicher Prozess zu werten ist.

Therapeutische Ansätze

Konventionelle medikamentöse Therapie

In der konventionellen Medizin wird die Lidrandentzündung oft mit Antibiotika (Augensalben und Tabletten) behandelt. Die Salbentherapie umfasst dabei einen Zeitraum von 10–14 Tagen, wohingegen die antibiotische Behandlung mit Tabletten über einen Zeitraum von sechs Wochen bis zu sechs Monaten (bei gleichzeitig vorliegenden Hauterkrankungen wie Rosazea) durchgeführt werden muss.

Die antibiotische Therapie wird zwar in relativ niedriger Dosierung durchgeführt, hat aber trotzdem Nebenwirkungen, insbesondere nachteilige Effekte auf das Darm-Immunsystem. In einigen Fällen von hartnäckigen bakteriellen Besiedlungen des Lidrandes ist diese Therapie als grundlegende „Säuberung" anzuraten. Oft treten jedoch die Beschwerden kurze Zeit nach Beendigung der medikamentösen Therapie wieder auf.

Ähnliches gilt für die Kortisontherapie, die in Form von Salbenapplikation durchgeführt wird und von der aus ganzheitlicher Sicht an dieser Stelle abgeraten wird.

Lidrandmassage

Im Mittelpunkt der Therapie steht die Lidrandreinigung und -massage. Sorgfältig und regelmäßig durchgeführt, werden die Lidränder bald reizfreier. Bis zur endgültigen Beschwerdefreiheit aber ist es ein meist langer Weg, der mit Geduld und Konsequenz verfolgt werden muss. Eine Unterbrechung der täglichen Reinigung führt in den meisten Fällen schnell wieder zur Verschlechterung. Aufbauend auf diese Grundbehandlung können weitere Therapiemaßnahmen, wie die in ausgewählten Fällen nötige antibiotische Therapie oder die unten geschilderte naturheilkundliche Therapie ergänzt werden.

Für die Lidreinigung stehen spezielle Lotionen und Kompressen (z. B. Blephagel, Blepha-Stulln soft, rezeptfrei in Apotheken erhältlich), zur Verfügung. Kindershampoo oder einfach nur lauwarmes Wasser, letzteres besonders empfehlenswert bei Allergikern, führen auch zum gewünschten Effekt.

Morgens und abends eine etwa erbsengroße Menge Reinigungssubstanz auf beide Zeigefinger oder ein Wattestäbchen auftragen und damit bei geschlossenen Augen eine etwa einminütige sanfte Massage der Lidränder von innen nach außen und zurück durchführen. Möglichst keinen Druck auf den Augapfel ausüben! Anschließend gegebenenfalls die Reinigungssubstanz mit lauwarmem Wasser abspülen.

Durch den „Peelingeffekt" werden Schuppen entfernt, verstopfte Drüsenausführungsgänge „befreit" und die Durchblutung der Lider angeregt. Wie aus einer Peelingbehandlung der Haut bekannt, kann es durch die vermehrte Durchblutung zu einer vorübergehenden Rötung der Lidränder kommen. Das ist jedoch ein erwünschter Effekt, der nach einigen Tagen bis Wochen nicht mehr auftritt.

Naturheilkundliche Therapie

Äußerliche Therapie

Neben der Lidrandmassage hat sich die nächtliche Anwendung von Euphrasia comp. Augensalbe (Weleda) bewährt, die in den Bindehautsack eingestrichen wird. Das Meibom-Sekret wird dadurch flüssiger und kann von den verstopften Drüsen wieder leichter ausgeschieden werden. Nach Anwendung dieser Salbe sieht man in den ersten Wochen häufig eine morgendlich vermehrte Rötung der Lidränder und der Bindehaut. Diese als Erstverschlimmerung positiv zu wertende Reaktion klingt im Allgemeinen innerhalb der ersten ein bis zwei Anwendungswochen ab.

Bei einer bestehenden Allergie gegen Korbblütler kann man für die rein äußerliche Anwendung auf die Mercurialis-Salbe der Firma WALA (**Achtung:** Salbe nicht in den Bindehautsack einstreichen!) oder auf Mercurialis-Augentropfen (WALA und Weleda) ausweichen. Daneben bieten sich Euphrasia-Tinktur, Thuja-Essenz bzw. Thuja-Tinktur und Mercurialis-Tinktur für Umschläge an.

 Tinkturen für Umschläge

- Euphrasia Extern Tinktur (DHU): 10 Tropfen in eine Tasse Fencheltee geben. Für den Tee 10 g frisch gemörserte Fenchelfrüchte mit kochendem Wasser übergießen, 5–10 Minuten ziehen lassen, abseihen und abkühlen lassen.
- Thuja-Essenz (WALA) oder Thuja occidentalis Tinktur 20 % (Weleda): im Wasserbad auf die gewünschte bzw. angenehme Temperatur erhitzen und direkt auf die Kompressen auftragen
- Mercurialis Tinktur 20 % (Weleda), 10 Tropfen in Fencheltee (Zubereitung siehe oben)

Lauwarme Umschläge (circa 38 Grad warm) mittels Kompressen auf die geschlossenen

Lider aufbringen. Rotlichtbestrahlungen oder Dampfbäder unterstützen den Sekretfluss der Meibomdrüsen. Die Einwirkzeit der Umschläge beträgt etwa 15 Minuten.

Ein Umschlag kann auch mit der folgenden Teerezeptur durchgeführt werden:

10 g getrocknete Kamillenblüten
10 g getrocknete dunkelrote Rosenblätter
10 g frisch gemörserte Fenchelfrüchte
10 g getrockneter Augentrost
(Apotheke/ Reformhaus)

Blätter und Früchte mischen, mit kochendem Wasser aufgießen, 5–10 Minuten ziehen lassen, abseihen und abkühlen lassen.

Bei zusätzlich auftretender Bindehautreizung haben sich folgende homöopathische Zubereitungen bewährt. Die Tropfen werden jeweils 3 x täglich angewendet. Die Salben können mehrfach täglich, **nur von außen**, auf die Lider aufgetragen werden.

Augentropfen
- Euphrasia Augentropfen (Originalsubstanz von WALA oder homöopathisiert in der Potenz D3 von Weleda)
- Argentum nitricum Augentropfen (homöopathisiert in der D4 von Weleda)
- Mercurialis-Augentropfen (Originalsubstanz von WALA, homöopathisiert in der D3 von Weleda)
- Aus dem Bereich der Organpräparate: Conisan N-Augentropfen

Salben und Gele
- Biochemie Nr. 11 Salbe: Silicea
- Calendula-Gel 10 % (Weleda)

Zur Beruhigung und Linderung des Bewegungsschmerzes können zusätzlich beliebig oft panthenolhaltige Augensalben (z. B. Bepanthen oder Pan-Ophtal Augengel) von außen und innen (in den Bindehautsack) kombiniert werden.

 Bitte ziehen Sie immer den Augenarzt zurate, wenn Sie Arzneimittel, also auch Tropfen, Gele und Salben, länger als drei Wochen anwenden.

Innerliche Therapie

Aus der Homöopathie bieten sich vor allem folgende Mittel bei Lidrandentzündung an:

- Silicea: Trockene, licht- und berührungsempfindliche Augen
- Staphisagria: Trockene Augen, juckende Lidränder und Krustenbildung
- Graphites: Rote geschwollene Lidränder mit gelben Absonderungen
- Pulsatilla: Gerstenkörner vor allem am Oberlid, Lider rot, geschwollen; verklebte Augenlider, tränende Augen

Die Wundheilung im Lidrandbereich kann man innerlich durch die homöopathischen Komplexmittel Traumeel und Lymphomyosot unterstützen.

Angaben zur Wahl der Potenz, der Darreichungsform und Anwendung finden Sie im Kapitel Homöopathie weiter unten.

Aufgezählt wurde hier nur eine begrenzte Auswahl anzeigender Symptome, das individuell passende Mittel sollte zusammen mit einem erfahrenen Therapeuten (Arzt oder Heilpraktiker) ausgewählt und dosiert werden.

Omega-3-Fettsäuren

Unterstützend können bei Lidrandentzündung Omega-3-Fettsäuren zugeführt werden. Diese Substanzen wirken entzündungshemmend und verflüssigend auf das Meibomsekret. Sie sollten über mindestens drei Monate eingenommen werden. Danach sollte eine Bestimmung des Fettsäurestatus im Blut gemacht werden und in Absprache mit dem behandelnden Arzt die weitere Dosierung erfolgen. Eine Langzeiteinnahme ist sinnvoll.

Empfehlenswert ist folgendes Einnahmeschema:

Einnahmeempfehlung
Nehmen Sie täglich wechselweise tierische und pflanzliche Omega-3-Fettsäuren ein, z. B.:

Tag 1: Einige Fischölkapseln (z. B. omega3-Loges cardio; alternativ 1–2 Esslöffel Omega-3 Total (Firma Norsan), auch als Kapseln erhältlich

Tag 2: 1–2 Esslöffel Leinöl vor dem Essen

Ganzheitliche Aspekte der chronischen Lidrandentzündung

Aus ganzheitlicher Sicht ist die chronische Lidrandentzündung neben anlagebedingten Aspekten auch als eine Entgiftungsstörung anzusehen. Ursächlich kommen z. B. eine Fehlbesiedlung des Darmes, Nahrungsmittelunverträglichkeiten oder -allergien (oft Milchallergie), Umweltgiftbelastungen oder unverträglicher Zahnersatz in Frage. Zur Entgiftung des Körpers finden Sie weiter unten im Kapitel „Naturheilkundliche Ratschläge für die tägliche Anwendung" einige Hinweise.

Ganzheitliche Sichtweise des Trockenen Auges

Die verborgenen Ursachen

Ähnlich der konventionellen lokalen Therapie mit Augentropfen, -gelen und -salben gibt es auch in der ganzheitlichen Medizin zur Behandlung des Trockenen Auges lokale Therapieansätze, die weiter unten ausführlicher besprochen werden.

Darüber hinaus existieren Zusammenhänge, die eine kausale ganzheitliche Betrachtungsweise und Therapie des Trockenen Auges ermöglichen. Sie beruhen überwiegend auf Erfahrung, sind aber teilweise auch wissenschaftlich belegt. Zum besseren Verständnis der Therapieansätze werden diese Zusammenhänge kurz geschildert.

Darmprobleme

Ein Trockenes Auge tritt in sehr vielen Fällen zusammen mit Darmproblemen auf. Fragt man beim Betroffenen nach, so ergeben sich überdurchschnittlich häufig Hinweise auf vermehrte

Blähungen, Probleme mit dem Stuhlgang (Verstopfung, Durchfälle, wechselnde Stuhlqualitäten), Nahrungsmittelunverträglichkeiten oder -allergien. Chronisch entzündliche Darmerkrankungen wie Colitis ulcerosa oder Morbus Crohn sind überdurchschnittlich häufig mit einem Trockenen Auge assoziiert, auch schon im jugendlichen Alter. Die Fälle, bei denen eine konventionelle Diagnose fehlt, werden oft unter dem Oberbegriff „Reizdarmsyndrom" zusammengefasst.

Grundlage für diese Zusammenhänge ist die Existenz des weiter oben schon erwähnten schleimhautassoziierten lymphatischen Gewebes (MALT) in Darm und Bindehaut. Weiße Blutkörperchen, die „Polizei" unseres Körpers, werden im Darm auf ihre zukünftige Arbeit als Gedächtniszellen vorbereitet, z. B. auf die schützende Zusammensetzung der Tränenflüssigkeit.

Die Qualität dieses Darm-Immunsystems steht und fällt mit der Qualität des Darminhalts sowie der daraus folgenden Zusammensetzung der Bewohner des Darmes, der Bakterien. Eine gesunde und ausgewogene Ernährung fördert, sofern keine Nahrungsmittelunverträglichkeiten vorliegen, das Wachstum von „guten" Bakterien. Einseitige und falsche Kost führt zu einem vermehrten Wachstum von krankmachenden „schlechten" Keimen, unter anderem zur krankhaften Besiedlung des Darmes mit der Hefepilzart Candida albicans.

Die guten Bakterien (z. B. Bifidobakterien, Laktobazillen) unterstützen die Verdauungsarbeit und sind an der Regulation des Säure-Basen-Gleichgewichtes beteiligt. Dagegen erzeugen die schlechten Bakterien (so genannte Proteusbakterien und Chlostridien) giftige Stoffwechselprodukte, die die Schutzschicht des Darmes schwächen, so dass krankmachende Stoffe schneller in den Körper eindringen können.

Übersäuerung

Einen ähnlichen Effekt haben auch viele Konservierungs- und Farbstoffe, die z. B. in Fertiggerichten enthalten sind. Die „moderne" Ernährung mit wenigen Ballaststoffen und stattdessen vermehrt Zucker und Weißmehlspeisen, Kaffee, gesüßten Getränken und Alkohol kann zur Entstehung eines Trockenen Auges führen. Grund dafür ist die Übersäuerung des Gewebes, die oft mit Augensymptomen einhergeht.

Umweltgifte

Auch Umweltgifte tragen zur Entstehung des Trockenen Auges bei. Neben den bereits bekannten negativen Auswirkungen auf den Körper konnten bei einigen Stoffen direkte Wirkungen auf das Auge nachgewiesen werden: So rufen polychlorierte Biphenyle (PCB) und Kunststoffweichmacher (z. B. in Zahnfüllungen und Kontaktlinsen) Lidrandentzündungen hervor. Erhöhte Quecksilberwerte im Blut (z. B. aus dem Zahnfüllungsmaterial Amalgam) wirken nachweislich schädlich auf die Hornhautoberfläche und führen zu Symptomen des Trockenen Auges.

Zusammenfassend ist zu sagen, dass der Organismus in der heutigen Zeit durch Übersäuerung, gestörte Darmflora und Umweltgifte immer stärker belastet wird. Ein wichtiges Symptom dieser Belastung ist das Trockene Auge, das als „Spitze des Eisberges" anfangs oft das einzige Zeichen einer zunehmenden gesamtkörperlichen Problematik ist. Daher empfiehlt es sich in jedem Fall, den Darm und den Organismus regelmäßig zu entgiften und zu entlasten.

Naturheilkundliche Ratschläge für die tägliche Anwendung

 Die Therapie des Trockenen Auges gehört in die Hand eines erfahrenen Arztes. Im Rahmen des vorliegenden Ratgebers können dennoch ein paar praktische Tipps zur Vorbeugung und langfristigen Eigenbehandlung gegeben werden.

Leichte Darmsanierung

Neben einer ausgewogenen Ernährung unter Berücksichtigung von individuellen Nahrungsmittel-unverträglichkeiten und -allergien kann durch die im Folgenden beschriebenen Maßnahmen das gesunde Darmmilieu unterstützt und aufrechterhalten werden.

Ballaststoffe

Grundlage einer gesunden Darmtätigkeit ist die regelmäßige Zufuhr von Ballaststoffen, entweder in Form von ballaststoffreicher Ernährung oder zusätzlich z. B. durch Weizenkleie oder Flohsamenschalen. Ballaststoffe reinigen die

Darmschleimhaut, führen zu regelmäßigem Stuhlgang und tragen zur Entgiftung bei.

 Einen gehäuften Teelöffel Weizenkleie oder Flohsamenschalen (in Apotheken oder Reformhäusern erhältlich) in einem großen Glas warmem Wasser auflösen und rasch, möglichst morgens, nüchtern trinken.

Bakterien

Zubereitungen von „guten" Darmbakterien (Lactobazillen, Bifidobakterien) in Form von ungesüßtem Naturjoghurt oder entsprechenden Präparaten, z. B. Bio-Cult comp. (Syxyl), ProBifido (Töpfer, gluten- und laktosefrei), Paidoflor-Kautabletten (Ardeypharm), sorgen für ein gesundes Darmmilieu.

 Am besten morgens nüchtern zusammen mit dem Ballaststofftrunk einmal täglich zu sich nehmen, zur Langzeittherapie geeignet.

Heilerde

Auch die Heilerde ist ein geeignetes Mittel für eine leichte Darmsanierung. Einen Teelöffel fein gemahlene Heilerde (z. B. Luvos-Heilerde Nr. 1) in einem Glas Wasser auflösen und möglichst nüchtern trinken (auch in Form von Kapseln erhältlich, dann drei Kapseln nüchtern einnehmen). Die feine Struktur der Heilerde ermöglicht die Aufnahme von Giftstoffen und schädlichen Stoffwechselprodukten und trägt damit zur Entgiftung bei. Sie eignet sich als Zusatz zum täglichen Ballaststofftrunk bei starker Fehlbesiedlung des Darmes und bei Umweltgiftbelastung. Sie sollte kurmäßig über einige Wochen angewendet werden.

Prophylaxe einer Pilzbesiedlung des Darmes

Die Auswirkungen einer Fehlbesiedlung des Darmes (Dysbiose) auf das Immunsystem und damit auf das Trockene Auge wurden oben bereits geschildert. Erste Zeichen einer solchen Dysbiose können allgemeine Müdigkeit, ungewohnte Leistungsschwäche oder unklare Verstimmungen sein.

Ein Darmpilzbefall (meistens mit der Hefepilzart Candida albicans) bleibt anfangs oft unbemerkt oder zeigt sich nur in unspezifischen

Symptomen wie beispielsweise Übergewicht, unklarer Erhöhung der Leberwerte im Blut, Gelenk- und Muskelschmerzen, Infektanfälligkeit oder Migräne. Typische Zeichen eines manifesten Pilzbefalls sind geblähter Bauch nach kohlenhydratreichen Speisen, vermehrter Appetit auf Süßspeisen, wechselnde Stuhlqualitäten, Müdigkeit, Stimmungsschwankungen, Unverträglichkeit geringer Alkoholmengen, Haarausfall und Juckreiz im Enddarm- und Scheidenbereich.

In leichten Fällen genügt eine Ernährungsumstellung. Bei wiederkehrendem Pilzbefall sollte vom Arzt mittels so genannter Antimykotika eine Behandlung zur Abtötung der Pilze durchgeführt werden.

Zur Vorbeugung einer Pilzbesiedlung wird eine möglichst zuckerfreie Ernährung empfohlen. Wichtig ist hierbei vor allem das Weglassen von kohlenhydratreichen und süßen Speisen zur Nacht.

Ein weiterer Tipp zur Vorbeugung ist die Einnahme eines **Apfelessig-Getränks**: Täglich einen Esslöffel auf ein Glas Wasser, möglichst nüchtern genossen, löst den Darmpilz von seiner Anheftungsstelle an der Darmwand. So können leichtere Pilzinfektionen möglicherweise schon ausreichend behandelt werden, aber auf jeden Fall einer weiteren Pilzinfektion vorgebeugt werden. Ein wohlschmeckendes Getränk, das den Durst besonders in der warmen Jahreszeit effektiv löscht.

Zubereitungen der Kapuzinerkresse (Tropaeolum majus) können eine Neuansiedlung des Candidapilzes verhindern. Für die Arzneimittel wird das Kraut der Kapuzinerkresse verwandt. Empfehlenswert ist die spagyrische Aufbereitung CERES Tropaeolum majus Ø.

Über mehrere Wochen 3 x tägl. 5 Tropfen in Wasser lösen und möglichst nüchtern morgens trinken. Anwendungsdauer: Als Kur bis zu sechs Wochen.

Spagyrische Arzneimittel werden in charakteristischen Arbeitsschritten wie Vergärung und Destillation pflanzlicher Ausgangsstoffe hergestellt. Spagyrische Herstellungsvorschriften finden sich auch in der Homöopathie. Das Zeichen Ø steht für Urtinktur.

Entsäuerung

Eine Entsäuerung des Organismus lässt sich durch ausgewogene Ernährung mit basenreicher Kost, durch regelmäßige Bewegung an der frischen Luft, Stressabbau und gesunde Lebensführung erreichen.

In vielen Fällen ist eine zusätzliche medikamentöse Unterstützung nötig, beispielsweise durch so genannte Basenzubereitungen. Diese sind im Handel in vielerlei Form erhältlich. Sie können sowohl innerlich (meistens als angerührtes Getränk oder in Tablettenform) als auch äußerlich (als Badezusatz) angewendet werden. Empfehlenswert ist die folgende Basenmischung.

Die Mischung ist frei von Zusätzen und kann kostengünstig in jeder Apotheke hergestellt werden. Auf Anfrage werden auch kleinere Mengen angefertigt. Es sollten täglich ein bis zwei Teelöffel in Wasser gelöst, nicht vor und nach großen Mahlzeiten und am besten zur Nacht eingenommen werden.

Bei regelmäßiger Einnahme erreicht man – je nach Übersäuerungsgrad – erfahrungsgemäß schon nach einigen Wochen eine befriedigende

Entsäuerung. Die Therapie sollte vom Arzt kontrolliert werden.

 Zusammensetzung (pro 500 Gramm)
450 g Natriumbikarbonat
30 g Calcium citricum
10 g Magnesium citricum
10 g Calcium phosphoricum D 12

Calcium phosphoricum ist ein Schüßler Salz mit stärkender, straffender und reinigender Wirkung. Die Tabletten werden verrieben.

Vorbeugung und Behandlung von Umweltgiftbelastungen

Schwermetalle

Die Ausleitung von Schwermetallen gelingt pflanzlich über die Goldrute (Solidaginis virgaureae herba), die Brennnessel (Urtica dioica) und den Bärlauch (Allium ursinum). Unterstützt wird hiermit das hauptsächliche Ausleitorgan der Schwermetalle, die Niere.

Goldrutenpräparate

- Cystinol long Kapseln (Schaper & Brümmer)
- Solidago Steiner Tabletten (Steiner)

Brennnesselpräparate

- Kneipp Brennnessel Tee (Kneipp Heilmittelwerk)
- Schoenenberger Brennnesselsaft

Bärlauchpräparate

- CERES Allium ursinum Ø, spagyrische Tropfen
- Bärlauch N Kapseln (Schmiedeberger)

Die drei genannten Mittel können zur Schwermetallausleitung, aber auch prophylaktisch angewandt werden. Bei der Ausleitung sollte die Dosis und Anwendungsdauer durch den Arzt festgelegt werden. Die prophylaktische Anwendung kann kurmäßig, beispielsweise über 6–8 Wochen im Frühjahr, erfolgen.

Weitere Schadstoffe

Die Leber ist das wichtigste Organ zur Entgiftung von Schadstoffen (z. B. Alkohol, Umweltgifte wie Polychlorierte Biphenyle = PCB, und

Kunststoffweichmacher,   Stoffwechselgifte).
Diese Funktion kann pflanzlich über die Marien-
distel (Carduus marianus) und den Löwenzahn
(Taraxacum) angeregt werden.

Mariendistelpräparate
– Hepatos-Dragees (Hevert)
– CERES Carduus marianus Ø, spagyrische
  Tropfen

Der **Löwenzahn** wirkt zusätzlich zur Entgif-
tungsanregung positiv auf die Gallenproduktion
(Förderung der Fettverdauung) und die Nieren-
tätigkeit.

Löwenzahnpräparate
– CERES Taraxacum Ø, spagyrische Tropfen

Löwenzahntee
1 Esslöffel (3–4 g) geschnittene oder ge-
pulverte Droge (Wurzel und Kraut) mit 1
Tasse kochendem Wasser übergießen, 10
Minuten ziehen lassen, abseihen. Täglich
eine Tasse vor den Mahlzeiten trinken.

Zur Entgiftung der Leber sind auch lokale Anwendungen, z. B. ein Kneippscher Leberwickel, möglich.

Kneippscher Leberwickel
Ein Heublumensack (im Handel gibt es fertige Säcke) wird gedämpft, danach nicht zu heiß aufgelegt. Darüber erfolgt ein klassischer Wickel mit trockenem Zwischentuch und Wolldecke.

Achtung: Bei akuten Entzündungen der Leber (z. B. Hepatitis) sollte ein Leberwickel nicht angewendet werden, da Entzündungen hierdurch verstärkt werden können.

Ein empfehlenswerter Tee zur Anregung der Entgiftung besteht aus Brennnesselkraut, Birken- und Buccoblättern.

70 g Brennnesselkraut
20 g Birkenblätter
10 g Buccoblätter (Geschmackskorrigens)

1 Esslöffel Teemischung mit 150 ml kochendem Wasser übergießen, 10 Minuten ziehen lassen und abseihen. Mehrmals täglich eine Tasse trinken.

Zur Unterstützung der Ausleitung von Schwermetallen und Umweltgiften über Leber und Niere ist immer eine ausreichende Trinkmenge (mindestens zwei Liter täglich) sinnvoll.

Darüber hinaus sollte mit dem behandelnden Arzt nach der Ursache der Belastungen (z. B. Quellen im Haus, Zahnfüllmaterialien) geforscht und deren mögliche Beseitigung diskutiert werden.

Ernährungsempfehlungen

> *„Eure Nahrung soll Euer Heilmittel und Euer Heilmittel soll die Nahrung sein."* (*Hippokrates*)

Fastenkuren und ausgewogene Ernährung mit hohem Frischkostanteil beeinflussen den Stoffwechsel so nachhaltig positiv, dass viele chronische Erkrankungen dadurch deutlich verbessert werden können. Das kann man z. B. bei der Therapie von Rheuma beobachten.

Rheumatiker leiden in den überwiegenden Fällen an sehr starken, oft therapieresistenten Trockenen Augen, deren Symptomstärke sich direkt proportional zur Aktivität der rheumatischen

Erkrankung verhält. Zusammenhänge oder zumindest identische Immunreaktionen sind hier vermutlich vorhanden.

Beim Trockenen Auge und beim Rheumatiker beobachtet man unter einer bestimmten Form der Ernährungsumstellung, aufbauend auf einer vorangegangenen Fastenkur, eine deutliche Verringerung der Symptome des Trockenen Auges und der zerstörerischen entzündlichen Wirkung auf die betroffenen Körperregionen (Gelenke, Weichteile) und der damit verbundenen Schmerzsymptomatik.

Denkbar ist in diesem Zusammenhang eine positive Wirkung auf das schleimhautassoziierte lymphatische Gewebe (MALT), das sich durch die während der Fastenzeit fehlende Auseinandersetzung mit Nahrungsmitteln und deren Bestandteilen (Konservierungs- und Farbstoffe, Schwermetalle, Umweltgifte) erholen und neu ordnen kann (so genannte „Antigen-Pause").

Ein optimaler Kostaufbau sollte dann folgende wichtige Aspekte berücksichtigen:

- Die Ernährung sollte vorwiegend basisch und in Ihrer Zusammensetzung möglichst frei von entzündungsfördernden Stoffen sein.

– Sie sollte ballaststoffreich und zusatzstoffarm (also möglichst naturbelassen und wenig verarbeitet) sein mit einem hohen Gemüse- und Obstanteil.

Thomas Rampp, Annette Kerckhoff: *Heilfasten*. Essen: KVC 2010

Säuren und Basen

Patienten mit Trockenen Augen leiden erfahrungsgemäß an einer Übersäuerung des Gewebes. Fertiggerichte und andere „unnatürliche" Nahrungsmittel und der massive Anstieg des Verzehrs von so genannten hoch raffinierten Kohlenhydraten wie Weißmehlprodukten und Zucker führen zu dieser Gewebereaktion.

Eine ausgewogene Ernährung (empfohlen werden 80 % basische und 20 % saure Lebensmittel) ist die wichtigste Voraussetzung für ein ausgeglichenes Säure-Basen-Verhältnis. Gute Basenlieferanten sind frisches Gemüse und Obst. Sie enthalten basische Mineralstoffe und Spurenelemente. Weitere basische und saure Nahrungsmittel sind in der Übersicht auf der nächsten Seite zusammengefasst.

Basische Nahrungsmittel	Saure Nahrungsmittel
Kartoffeln	Fleisch, Wurst, Fisch
Obst, Gemüse	Käse
Zwiebeln, Knoblauch	Röstprodukte
Rohe Milch	Erdnüsse
Sahne	Weißer, brauner
Sojabohnenprodukte	Zucker
Stilles Mineralwasser	Weißmehl
Kräutertees	Schokolade
	Kaffee
	Kohlensäurehaltige
	Getränke
	Alkoholische Getränke
	Industriell gefertigte
	Speisen (Fertigge-
	richte)

Omega-3- und Omega-6-Fettsäuren

Beim Trockenen Auge (wie auch beim Rheuma) liegt ein entzündlicher Prozess vor, der im Gewebe durch bestimmte Botenstoffe gesteuert wird. Einer dieser Botenstoffe ist die so genannte Arachidonsäure (Omega-6-Fettsäure), die normalerweise bei jeder Entzündung im Körper entsteht und einen wundheilungsfördernden Effekt hat. Sie kann aber auch von außen durch die

Nahrung aufgenommen werden, und zwar über tierische Produkte (vor allem Fleisch- und Wurstwaren). Diese führen folglich nicht nur zu einer Übersäuerung des Körpers, sondern zu einer Verstärkung einer Entzündungsreaktion. Durch eine übermäßige Zufuhr von Omega-6-Fettsäuren über die Nahrung können zahlreiche entzündungsbedingte Krankheiten (Trockene Augen, Asthma, Rheuma, Psoriasis) verschlimmert werden.

Omega-3-Fettsäuren sind der Gegenspieler dieses Mechanismus. Sie sind in Kaltwasserfischen (u. a. Lachs, Makrele, Hering) und in hochwertigen Pflanzenfetten (u. a. Leinsamen- und Rapsöl) in hoher Konzentration enthalten.

Von besonderer Bedeutung ist das Verhältnis der durch die Nahrung zugeführten Omega-3- zu den Omega-6-Fettsäuren. Durch eine Erhöhung der Zufuhr von Omega-3-Fettsäuren und gleichzeitige Reduktion des Omega-6-Fettsäureanteils in der Nahrung können entzündliche Prozesse vermindert werden. Die Folge ist eine Verbesserung des Trockenen Auges.

Schließlich werden Omega-3-Fettsäuren auch aus einem anderen Grund bei der Therapie des Trockenen Auges eingesetzt: Sie sind in der

Lage, das Sekret der Meibomdrüsen zu verflüssigen. Dadurch verbessert sich die Qualität der wichtigen abschließenden Fettschicht des Tränenfilms, und ein deutlicher Rückgang der Beschwerden ist zu beobachten.

Omega-3-Fettsäuren sind essenziell für das Wachstum und die Regeneration von Körperzellen. Sie haben durchblutungsfördernde, antioxidative, entzündungshemmende und gefäßschützende Eigenschaften. Sie sind also ein absolutes Muss in der Ernährung und Substitution, nicht nur bei Augenerkrankungen. Aufgrund der vielen eindeutig wissenschaftlich belegten positiven Wirkungen dieser Substanzen kann an dieser Stelle eine eindeutige Empfehlung zur Einnahme ausgesprochen werden.

Sowohl für den entzündungshemmenden als auch für den sekretverflüssigenden Effekt ist eine Langzeiteinnahme der Substanzen notwendig (empfohlen werden mindestens drei Monate. Danach sollte eine Bestimmung des Fettsäurestatus im Blut gemacht werden und in Absprache mit dem behandelnden Arzt die weitere Dosierung erfolgen). Nachteilige Effekte sind nicht bekannt.

Folgendes Einnahmeschema ist empfehlenswert:

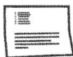 **Einnahmeempfehlung**
Nehmen Sie täglich wechselweise tierische und pflanzliche Omega-3-Fettsäuren ein, z. B.:
Tag 1: Einige Fischölkapseln (z. B. omega3-Loges cardio; alternativ 1–2 Esslöffel Omega-3 Total (Firma Norsan), auch als Kapseln erhältlich
Tag 2: 1–2 Esslöffel Leinöl vor dem Essen

Allgemeine Ernährungsregeln
– Fleisch- und Wurstwaren maximal 2–3 x pro Woche
– Fisch mindestens 2 x pro Woche, besser häufiger
– Vorzugsweise Gemüse, Sojagerichte, Obst und Milchprodukte
– Hoher Anteil an Rohkost
– Verwendung hochwertiger Pflanzenöle (z. B. Leinsamen-, Oliven- oder Rapsöl)
– Möglichst frische und naturbelassene Lebensmittel aus biologischem Anbau

- Reduktion von Genussmitteln (Alkohol, Kaffee, Tee, Nikotin, Zucker) und prozessierter Nahrung
- Langsam essen, gründlich kauen.
- Esskultur pflegen: Das Essen genießen, sich genügend Zeit dafür nehmen, den Essplatz geschmackvoll herrichten.
- Am besten drei Mahlzeiten täglich mit dazwischenliegenden großen Pausen (circa 5 Stunden) zu sich nehmen.

Allgemeine Empfehlungen zu Getränken
- Auf ausreichende Trinkmenge (ca. zwei Liter täglich) achten!
- Mineralwasser, Kräutertees und Fruchtsaftschorle eignen sich gut zur Flüssigkeitszufuhr.
- Kaffee und schwarzer Tee sollten reduziert werden. Tipp: Immer zusätzlich ein Glas Wasser genießen.
- Grüner Tee enthält eine Vielzahl von positiv wirksamen Stoffen (Antioxidantien). Daher ist sein maßvoller Genuss zu empfehlen.
- Milch ist ein Nahrungsmittel und damit nicht als Flüssigkeitsersatz geeignet.

– Alkoholische Getränke mit hohem Alkohol-
gehalt (Wein, Sekt, Likör, Schnaps) sind unge-
eignet, niedrig konzentrierte Alkoholge-
tränke (Bier, Radler) in Maßen akzeptabel.

Fastenkuren

Eine grundlegende Ernährungsumstellung gelingt am besten, wenn man sie mit einer Fastenkur beginnt. Das Fasten ist eine seit Jahrtausen-
den bewährte Methode, den Körper zu reinigen
und zu entgiften und hat immer einen tiefen positiven Umbruch im Körperlichen und Seelischen zur Folge.

Eine Fastenkur bewirkt fast ausnahmslos eine
deutliche Besserung des Trockenen Auges, die
grundlegend und nachhaltig sein kann, wenn
man im Anschluss daran die Ernährung konse-
quent umstellt.

Eine Fastenkur sollte immer unter therapeuti-
scher Begleitung, am besten in einer Fastenkli-
nik, durchgeführt werden. Der anschließende
Kostaufbau sollte nach den oben beschriebenen
Ernährungsgrundsätzen erfolgen.

! Bei den genannten Ernährungsempfehlungen müssen vorliegende Nahrungsmittelallergien berücksichtigt werden.

Durch Darmsanierung, Fastenkuren und Kostumstellung verschwinden im Allgemeinen leichte Nahrungsmittelunverträglichkeiten, die durch eine Dysbiose oder den langjährigen Genuss von Zivilisationskost erst entstanden sind. Grundsätzliche Nahrungsmittelallergien wie z. B. Milch- oder Weizenallergie bleiben aber davon unberührt.

Es ist sinnvoll, vor einer Ernährungsumstellung diese „echten" Allergien vom Arzt überprüfen zu lassen, damit entsprechende Nahrungsmittel aus dem Speiseplan entfernt werden können.

Biochemie nach Schüßler

Von den Arbeiten des Berliner Forschers Prof. Dr. Rudolf Virchow (1821–1902, „Das Wesen der Krankheit ist die krankhaft veränderte Zelle") beeindruckt, beschäftigte sich der Oldenburger Arzt und Homöopath Dr. Schüßler (1821–1898) während seines Lebens eingehend mit der Frage, was den Körper und seine Zellen gesund und leistungsfähig hält. Er kam zu dem Ergebnis, dass jede Körperzelle einen bestimmten Bedarf an Mineralstoffen hat. Er fand 12 solcher Mineralsalze und nannte sie – wegen ihrer großen Bedeutung für die Zellfunktion – biochemische Funktionsmittel oder auch „Salze des Lebens". Heute ist die Therapie mit Schüßler Salzen ein in der Erfahrungsheilkunde bewährtes Heilverfahren.

Salze verschiedenster Art sind wichtig für den Aufbau von Zellen, Gewebe, Blut und Lymphe, aber auch für die Entgiftung des Körpers sowie letztlich für die Zellerneuerung. Durch verschiedene Belastungen kann es im Laufe des Lebens zu einseitigen Salzverlusten kommen. Werden diese Verluste nicht durch die Ernährung ausgeglichen, holt sich der Körper die benötigten Salze aus eigenen Strukturen wie z. B. aus Zähnen und Knochen. In der Folge kann es zu Funktionsstörungen von Organsystemen kommen.

Ausgleich einseitiger Lebensweisen

Durch Einnahme der Schüßler Salze kann ein Ausgleich einseitiger Lebensweisen auf körperlicher und seelischer Ebene geschaffen werden, so dass chronischen Krankheiten vorgebeugt und der Organismus wieder vitalisiert werden kann. Sie können helfen, Ungleichgewichte abzubauen. Gleichwohl sind sie jedoch kein Ersatz für eine Ursachenbereinigung und Herdentfernung.

Schüßler ging davon aus, dass die Körperzellen die angebotenen Mineralsalze am besten in homöopathischer Form aufnehmen können. Daher werden die leicht löslichen Mineralstoffe in der Potenz D6, die schwer löslichen in der Potenz D12 hergestellt.

Anfänger müssen erst Erfahrungen mit der Schüßler-Therapie sammeln, dürfen sich aber auf jeden Fall heranwagen. Die Wirkung der Salze sollte jedoch nicht unterschätzt werden. Besonders bei nervlich angespannten Menschen können zu Beginn der Therapie unter Umständen unangenehme vegetative Symptome ausgelöst werden, beispielsweise Schwindel, Übelkeit oder Schweißausbrüche. Außerdem entfalten sie eine starke Wirkung auf psychischer Ebene, eines der Haupteinsatzgebiete der Schüßler Salze. Für den Unerfahrenen hat es sich bewährt, Tagebuch über die körperlichen und seelischen Veränderungen im Laufe einer Therapie zu führen.

> **!** Bitte wenden Sie sich im Zweifelsfall an einen erfahrenen Arzt oder Therapeuten, der die Anwendung und Dosierung mit Ihnen bespricht.

Schüßler Salze beim Trockenen Auge

Die Therapie mit Schüßler Salzen ist ein Heilverfahren, das auch für die Laienanwendung geeignet ist.

Nach dem Grundsatz der Homöopathie „Ähnliches mit Ähnlichem behandeln – *similia similibus curentur*" sucht man das für sich passende Lebenssalz heraus. Dabei sollte man die Arzneibilder zunächst gründlich studieren und auf sich wirken lassen. Das passende Salz wählt man dann nicht nur nach den körperlichen Beschwerden, sondern auch nach dem seelischen Grundkonzept (Psychogramme der Salze: Körper-Seele-Geist) heraus.

Beim Trockenen Auge haben sich vor allem die Salze 1, 4, 8 und 11 bewährt. Ihre Charakteristika werden im Folgenden kurz dargestellt.

Nr. 1 – Calcium fluoratum D12: Salz für Haut, Bänder und Knochen	
Vorkommen	Haut, Knochen, Zahnbein, Bindegewebe
Aufgaben	Förderung der Qualität (Festigkeit und Elastizität) von Stütz- und Bindegewebe, von Sehnen, Bändern, Skelett und Zähnen, Haut, Haaren und Nägeln
Anwendungsgebiete	– Bindegewebsschwäche, Liderschlaffung, trockene, rissige Haut, Krampfadern, Karies, Organsenkungen, splitternde und spröde Nägel – Juckende, kratzende, stechende, trockene und brennende Empfindungen – Chronische, andauernde Symptome
Psychische Phänomene	Ermüdung, schwere Träume, unbegründete Furcht
Wirkung	Aufmunternd, klärend, erfrischend
Wirkungsprofil	Langfristig wirkend

Nr. 4 – Kalium chloratum D6: Salz für Schleimhäute, Ausleitung und Entgiftung	
Vorkommen	In nahezu allen Körperzellen
Aufgaben	Förderung der Ausleitung von Stoffwechselrückständen über die Schleimhäute, für Entgiftung, Blutreinigung und Blutverdünnung
Anwendungs-gebiete	– Drüsenentzündungen, akute Schleimhautentzündungen, Augen-, Ohren-, Hals-, Rachen-, Mandelentzündungen, Katarrhe aller Art – Wässrige, schaumige, schleimige Absonderungen – Stechende, pulsierende, klopfende Empfindungen
Psychische Phänomene	Ermüdung, Ausgelaugtsein, seelische Verletzungen und Abhängigkeits-zustände
Wirkung	Öffnend, entkrampfend, ausleitend, unterstützt Loslass-Prozesse
Wirkungsprofil	Schnell und langfristig wirkend

Nr. 8 – Natrium chloratum (muriaticum) D6: Salz für Flüssigkeitstransport und Nerven	
Vorkommen	In allen Körperflüssigkeiten und Geweben
Aufgaben	Regulation des Flüssigkeitshaushaltes, Ausgleich des Säure-Basenhaushalts, Förderung der Zellvermehrung und -ernährung, Harmonisierung des vegetativen Nervensystems, Blutbildung
Anwendungsgebiete	– Trockene Haut und Schleimhäute, Verbrennungen, Insektenstiche, Migräne, Rheuma, Kreuzschmerzen – Trockene, juckende, geschwollene, verklebte Haut und Schleimhäute von Augen, Ohren, Nase und Mund – Trockene, kratzende, brennende und stechende Empfindungen, Sandkorn- und Haargefühl
Psychische Phänomene	Depressionen, Grübelei, Hoffnungslosigkeit, Beschwerden nach Verlusterlebnissen, Heimweh, Verschlossenheit, Isolation
Wirkung	Unterstützt Loslass-Prozesse von zurückliegenden leidvollen Erfahrungen, befreiend, verzeihend
Wirkungsprofil	Schnell wirkend

Nr. 11 – Silicea D12: Salz für Bindegewebe, Knochen und Nerven	
Vorkommen	In Muskulatur, Haut und Schleimhaut, Nägeln und Haaren
Aufgaben	Festigung des Bindegewebes, Stützung von Haut, Nägeln und Haaren, Förderung des Stoffwechsels und der Nerventätigkeit, der Regeneration und Widerstandsfähigkeit gegen Reize aller Art
Anwendungs-gebiete	– Schönheitsmittel für Haut, Haare, Nägel, Zähne und Augen, Nervenstabilisierung, Hautprobleme aller Art – Leicht entzündete, juckende und überempfindliche Haut, überempfindliche Nerven und Sinnesorgane – Bei jahrelang bestehenden Krankheiten
Psychische Phänomene	Unausgewogenes Gemüt, Ängste, Stress, Schreckhaftigkeit, Überempfindlichkeit, leichte Verletzlichkeit
Wirkung	Schützend, strukturierend, aufbauend und ordnend, Klarheit schaffend
Wirkungsprofil	Langsam wirkend

Dosierung und Anwendungsdauer

Die biochemischen Funktionsmittel nach Dr. Schüßler sind in den o. g. Potenzen in Apotheken rezeptfrei erhältlich. Sie sind preiswert und werden von unterschiedlichen Firmen (z. B. DHU, Pflüger, ISO, Nestmann) angeboten.

Schüßler Salze werden im Allgemeinen in Tablettenform auf der Basis von Milchzucker (= Laktose) hergestellt. Bei Milchzuckerunverträglichkeit (so genannte Laktoseintoleranz) eignen sich laktosefreie Tropfen (Dilutionen), die die gleiche Wirkung haben.

Dosierung

Die Häufigkeit der Gaben richtet sich nach dem Krankheitsbild. Die mittlere Dosierung für chronische Erkrankungen wie das Trockene Auge beträgt 3–6 x täglich 1–2 Tabletten. Bei starken Mangelzuständen kann die tägliche Dosis bis auf das Doppelte erhöht werden.

Bei akuten Verschlimmerungen (beispielsweise stechende Schmerzen oder vermehrtes Tränen oder Sandkorngefühl) nimmt man die Salze im Abstand von 5–10 Minuten ein.

Wenn nach zwei Tagen keine Besserung einge-
treten ist, sollten Sie sich an Ihren Arzt oder
Therapeuten wenden.

Anwendungsdauer

Man kann Schüßler Salze als Kur zur Vitalisie-
rung und Vorbeugung einnehmen. Dabei hat
sich folgende Anwendungsdauer bewährt: Mehrere Wochen bis drei Monate einnehmen, anschließend zwei Monate pausieren.
Viele Salze müssen länger, d. h. monate- bis jah-
relang, eingenommen werden. Hierbei empfiehlt sich eine Pause während des Sommers, da
die Schüßler Salze zu dieser Jahreszeit erfahrungsgemäß die geringste Wirksamkeit zeigen.

 Zur Erstellung eines individuellen Therapie-
plans und bei langfristiger Einnahme von Medikamenten bitte immer mit einem erfahrenen Arzt oder Therapeuten beraten.

Anwendungsformen

Tabletten oder Tropfen zur Einnahme

Die Tabletten im Munde zergehen lassen oder die laktosefreie Tropfenzubereitung eine Zeitlang im Mund belassen, bis sie heruntergeschluckt wird. Dabei werden die Inhaltsstoffe besonders gut über die Mundschleimhaut aufgenommen.

Sie können die Tabletten auch mit einem metallfreien Löffel zerdrücken und in Flüssigkeit auflösen, am besten in Wasser, aber auch Tee oder Fruchtsäfte sind möglich.

Morgendlicher Vitaldrink

Schüßler Salze entfalten ihre Wirkung besonders effektiv, wenn man sie in einem großen Glas heißem Wasser auflöst (4–8 Tabletten) und morgens nüchtern trinkt.

Dampfanwendung und Luftbefeuchtung

Bei Trockenen Augen sind Schüßler Salze als Dampfanwendung besonders wirkungsvoll: Circa sechs Tabletten in Wasser auflösen und aufkochen, anschließend inhalieren oder die Gesichtshaut (wenn es die Temperatur zulässt, zwischendurch auch mit geöffneten Augen) bedampfen.

Zur Luftbefeuchtung mindestens drei Tabletten im Wasser von Luftbefeuchtern, Verdampferlämpchen oder anderen Verdampfergefäßen (elektrisches Gerät oder Zimmerspringbrunnen) auflösen.

Sie können auch mit der Salzlösung getränkte feuchte Tücher aufhängen.

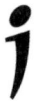 Besonders empfehlenswert bei der Arbeit am Computer ist folgendes Vorgehen: Die Lösung in eine Sprühflasche geben und bei Bedarf die Luft befeuchten oder das Gesicht besprühen.

Kosmetische Augenkompressen

Für Augenkompressen zerdrückt man fünf bis zehn Tabletten des passenden Salzes mit einem metallfreien Löffel und löst das Pulver in einem Glas Wasser auf. Zwei Augenkompressen werden mit der hergestellten Lösung getränkt und auf die geschlossenen Lider gelegt. Die Anwendungsdauer beträgt normalerweise etwa zehn Minuten, kann aber bei Bedarf verlängert oder gekürzt werden. Auch die Temperatur der Lösung (kalt bis handwarm) kann individuell gewählt werden.

 Für die Zubereitung in Wasser keine Metallgegenstände verwenden! Die im Wasser entstehende elektromagnetische Spannung der salzigen Lösung wird dadurch reduziert und die Wirkung abgeschwächt.

Salben

Die Schüßler Salze sind auch in Form von Salben erhältlich. Sie werden bei bestimmten Hautproblemen, beispielsweise Ekzemen, Hautunreinheiten, Insektenstichen und Verbrennungen, aber auch bei tiefer liegenden Problemen wie Sehnenscheidenentzündungen, Gelenkerkrankungen oder Nervenschmerzen angewendet. Sie sollen die Wirkung der innerlich angewandten Salze unterstützen.

Für die Anwendung am Auge sind folgende zwei Salben besonders empfehlenswert:

– Bei angestrengten, müden und brennenden Augen: Biochemische Salbe Nr. 3 (Ferrum phosphoricum) vor dem Schlafengehen anwärmen und dünn auf die geschlossenen Lider auftragen.

– Bei Trockenen Augen mit begleitender Lidrandreizung: Biochemische Salbe Nr. 11 (Silicea) vor dem Schlafengehen anwärmen und dünn auf die geschlossenen Lider auftragen

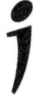 Angewärmte Salben lassen sich leichter auftragen. Dazu hat es sich bewährt, die Tuben vor der Anwendung kurz in warmes Wasser zu legen.

Homöopathie

In der Homöopathie findet sich eine Vielzahl von Mitteln, die bei den unterschiedlichen Beschwerden des Trockenen Auges angewendet werden können. Jedoch sollte für eine erfolgreiche Therapie das Arzneimittelbild der gewählten Substanz auch in möglichst vielen anderen Bereichen zum Patienten passen. In der Homöopathie erfahrene Laien können die unten angegebenen Mittel in Tiefpotenzen selbst anwenden. Besser ist es allerdings immer, einen erfahrenen Therapeuten zu Rate ziehen.

Ausgewählte bewährte Mittel bei Trockenen Augen

Im Folgenden werden die zu den Beschwerden hauptsächlich zugeordneten Mittel aufgezählt. Die Auswahl der Mittel (ohne Anspruch auf Vollständigkeit) erfolgte nach den Einzelsymptomen des Trockenen Auges.

Ausgehend von dem Symptom, das Sie am auffälligsten einschätzen, finden Sie ein oder mehrere Arzneimittel, die in Frage kommen. In der dritten Spalte finden Sie weitere Auffälligkeiten, die Ihnen die Mittelwahl erleichtern.

Angaben zur Wahl der Potenz, der Dosierung und der Anwendungsdauer finden Sie im Anschluss an die Darstellung der Mittel.

Symptom	Mittel	weitere Auffälligkeiten
Berührungsempfindlichkeit	Aurum	bohrende Schmerzen
	Hepar sulfuris	Schwellung mit Rötung
	Manganum	Juckreiz
Brennen	Arsenicum album	Juckreiz
	Sulfur	trockene, schuppige Haut
Druckgefühl in den Augen	Causticum	trockene Haut, Warzen
Entzündung der Lider und Augenwinkel	Antimonium crudum	dicke, gelbliche Krusten
Entzündung der Lidränder	Graphites	rissige Haut
	Mercurius solubilis	Schwellung und Eiterung
	Pulsatilla	gelbgrünliches, mildes Sekret
Entzündungsneigung	Aconitum	Beschwerden plötzlich, akut
	Belladonna	Fieber und Röte

Symptom	Mittel	weitere Auffälligkeiten
Gerötete Lidränder	Arsenicum album	Juckreiz
	Sulfur	trockene, schuppige Haut
Gerstenkörner	Graphites	rissige Haut
	Hepar sulfuris	Schwellung und Rötung
	Pulsatilla	gelbgrünes, mildes Sekret
	Silicea	schlechte Heiltendenz
	Staphisagria	heftig juckend
Haargefühl	Belladonna	Fieber und Rötung
Lichtscheu	Belladonna	Fieber und Rötung
	Conium	Schwindel
Lidschwellung allgemein	Stannum	Kopfschmerzen
	Staphisagria	heftig juckend
Lidschwellung oben	Kalium carbonicum	stechende Schmerzen
Lidschwellung unten und	Apis	rot und brennend
beidseitig	Rhus toxicodendron	Bläschenbildung

Symptom	Mittel	weitere Auffälligkeiten
Sandgefühl	Causticum	trockene Haut, Warzen
	China	Entzündung und Schwellung
	Natrium chloratum	Flechten, Ekzeme
Schmerzen Augäpfel	Gelsemium	Schwäche und Schwindel
	Lithium carbonicum	Gelenkrheumatismus
Schmerz brennend	Aconitum	Beschwerden plötzlich, akut
Schmerz schießend, schneidend	Spigelia	linksseitige Schmerzen
Schuppende Lidränder	Graphites	rissige Haut
	Magnesium chloratum	Milchunverträglichkeit
	Sepia	chronischer Hautausschlag
Tränenfluss	Allium cepa	reichlich mildes Sekret
	Euphrasia	scharfes, brennendes Sekret
Tränenträufeln bei	Magnesium chloratum	Milchunverträglichkeit
Sonnenlicht	Staphisagria	heftig juckend

Symptom	Mittel	weitere Auffälligkeiten
Tränen beim Lesen	Ammonium carbonicum	Trockenheit der Schleim-häute
Trockenheit der Lider	Aluminia	Neigung zu Rissen
Trockenheitsgefühl	Asa foetida	schmerzempfindlich
	Nux moschata	schläfrig

Wenn Sie bei der Wahl des Mittels unentschlossen sind, ist es auch möglich, zunächst eines der drei folgenden Mittel auszuprobieren: Pulsatilla, Euphrasia und Ruta. Sie eignen sich auch bei unspezifischen, leichten Beschwerden des Trockenen Auges:

Pulsatilla ist ein Mittel für die vorderen Augenabschnitte. Es hat sich bei Neigung zu Entzündungen aller Schleimhäute mit typisch gelbgrünlichem, mildem Sekret besonders bewährt. Die Beschwerden verschlimmern sich in der Wärme (geschlossene Räume) und bessern sich im Freien, bei Bewegung an der frischen Luft, bei Körperkontakt und durch Trost.

Der vermehrte Tränenfluss ist beim Trockenen Auge ein störendes Problem. Hier wirken **Pulsatilla** und **Euphrasia** effektiv entgegen, besonders bei Verschlechterung durch Wind.

Ruta graveolens verbessert müde, schmerzende Augen nach langem angestrengten Arbeiten (Bildschirmarbeit, Lesen, Handarbeiten). Man nimmt es dann innerlich, kann es aber auch, besonders bei Naheinstellungsproblemen beim Lesen, für Umschläge verwenden.

Anleitung zur praktischen Anwendung

In der Homöopathie erfahrene Laien können die angegebenen Mittel, besonders bei akuten Beschwerden, in Tiefpotenzen (D4 bis D6) selbst anwenden. Eine Therapie mit darüberhinausgehenden Hochpotenzen sollte nicht ohne einen erfahrenen Therapeuten erfolgen.

Homöopathische Mittel sind in der Apotheke rezeptfrei erhältlich und werden in ihren speziellen Potenzen als Tropfen, Tabletten oder Globuli angeboten. Sie werden in Einzelgaben verabreicht, je nach Darreichungsform in folgenden Mengen:

Darreichungsform	Menge
Tropfen	5 Tropfen
Tabletten	1 Tablette
Globuli	3–5 Streukügelchen

Für die **innerliche Anwendung** werden 3 x täglich 5 Tropfen, 1 Tablette oder 3–5 Globuli auf die Zunge gegeben. Man rät davon ab, homöopathische Arzneien 15 Minuten vor und nach einer Mahlzeit einzunehmen und empfiehlt die Einnahme von einem Plastiklöffel oder direkt in den Mund.

Zur **äußerlichen Anwendung** werden 10 Tropfen der Arznei auf 250 ml handwarmes Wasser gegeben. Mullkompressen eintauchen, gut auswringen und auf die Augen legen. 15 Minuten aufliegen lassen.

Homöopathische Arzneimittel werden in der Regel eingenommen, bis sich die Beschwerden bessern. Eine längerfristige Einnahme sollten Sie mit dem Arzt oder Therapeuten besprechen.

Anthroposophische Medizin

Aus der anthroposophischen Medizin gibt es einige Präparate, die in Form von Augentropfen, -gelen und -salben für die lokale Anwendung am Auge hergestellt werden. Es handelt sich hierbei um pflanzliche, mineralische und organische Präparate, die nach homöopathischen und anthroposophischen Gesichtspunkten angewendet werden. Eine Auswahl von Augentropfen wird in der folgenden Übersicht dargestellt.

Bei leichteren Symptomen ist die Dosierung 3 x täglich ausreichend, bei akuten oder schwereren Formen kann sie auf 6 x täglich bis vorübergehend stündlich erweitert werden.

Symptom	Mittel	Wirkung
Trockenes Auge allgemein	Euphrasia-Augentropfen (Weleda, WALA)	bei Müdigkeitsgefühl, vermehrtem Tränenfluss; gegen Juckreiz und Rötung
	Mercurialis-Augentropfen (WALA)	Anregung der Meibomdrüsen, bei Lidrandentzündung; Linderung des Fremdkörpergefühls
	Chelidonium-Augentropfen (Weleda, WALA)	Anregung der Tränensekretion; Beruhigung übermüdeter Augen
	Cineraria maritima D3 Augentropfen (Weleda)	günstig bei Hornhautproblemen

Zusatzmittel, je nach Beschwerden:

allergische Mitbeteiligung	Gencydo Augentropfen 0,1 % (Weleda)	
begleitende Binde-hautentzündung	Calendula D4-Augen-tropfen (Weleda)	beruhigend, wundheilungsfördernd

> **!** Sollte nicht innerhalb von wenigen Tagen Be-
> schwerdefreiheit eintreten, ist in jedem Falle
> ein Augenarzt hinzuzuziehen.

Die genannten Augenpräparate sind entweder unkonserviert oder durch kleinste Mengen von Silberionen keimfrei gemacht. Prinzipiell werden sie ohne einen den Tränenfilm schädigenden Konservierungsstoff angeboten.

Regeneration mit Organpräparaten

Bei chronischen Reizungen des vorderen Augenabschnittes wie beim Trockenen Auge kann man eine Regenerationskur mit Conisan N durchführen. Das Mittel Conisan (Firma Vitorgan) ist ein Kombinationspräparat aus unterschiedlichen Organpräparaten, das alle anatomischen Bereiche rund um den vorderen Augenabschnitt enthält. Es wird in Form von unkonservierten Einzeldosis-Augentropfen angeboten, ist rezeptfrei erhältlich und sollte über 4–6 Wochen 3 x täglich in die Augen getropft werden. Es folgt eine längere Pause von einigen Monaten. Danach kann diese Kur wiederholt werden.

Hydrotherapie nach Kneipp

Zur Erhaltung von Gesundheit und Leistungsfähigkeit vertrat Pfarrer Sebastian Kneipp (1821–1897) fünf Behandlungsprinzipien, die sich gegenseitig ergänzen: Hydrotherapie (Wasseranwendungen), Phytotherapie (Heilen mit Pflanzen), Bewegungstherapie, Ernährungslehre und Ordnungstherapie (Verbesserung der tageszeitlichen Ordnung der Lebensweise).

Die Wirkung dieser von Kneipp empfohlenen Anwendungen hat sich durch Erfahrung bestätigt und ist durch wissenschaftliche Untersuchungen belegt. Bezüge zur Augengesundheit stellte er bereits in seinem Werk *So sollt Ihr leben* her: „Ein gesunder Körper hat auch ein gesundes Auge. Fehlt es an den Augen, so fehlt es auch am Körper." Die Kneippsche Hydrotherapie umfasst über 100 verschiedene Wasseranwendungen und wird in folgende Gruppen unterteilt:

1. Waschungen
2. Wickel, Auflagen und Packungen
3. Güsse
4. Bäder
5. Dämpfe
6. Taulaufen, Wassertreten, Trockenbürsten

Im Rahmen dieser kurzen Ausführungen sollen zwei praktisch leicht durchführbare und zeitlich wenig aufwendige Anwendungen beim Trockenen Auge ausführlich geschildert werden: das Augenbad und der kalte Kopf- oder Gesichtsguss.

Das Augenbad

Für das Augenbad kann kaltes Wasser aus dem Wasserhahn oder auf 24–26 Grad erwärmtes Wasser verwendet werden. Man taucht das Gesicht in das Wasser ein, öffnet die Augen, blinzelt ein wenig und verharrt so für etwa 10–15 Sekunden. Danach hebt man das Gesicht aus dem Wasser, pausiert für etwa 30 Sekunden und wiederholt den Vorgang bis zu 4–5 x.

Das warme Augenbad sollte stets mit einer kalten Anwendung abschließen, entweder mit einem kalten Augenbad oder einer kalten Waschung über den Augenbereich. Für die Waschung kaltes Wasser entweder mit Hilfe der hohlen Hand oder mit einem Waschlappen etwa 3–4 x hintereinander über den Augenbereich streichen.

Das kalte Augenbad stärkt und erfrischt den vorderen Augenabschnitt, vor allem bei Patienten mit Trockenen Augen, die ein überwärmtes Gefühl der Augenoberfläche empfinden.

Das warme Augenbad eignet sich besonders bei Beschwerden, die mit einer vermehrten Schleimbildung einhergehen. Darüber hinaus wird durch die Wärmeanwendung das Sekret der Meibomdrüsen weicher und fließfähiger gemacht.

Das verwendete Wasser kann zur besseren Wirkung mit Kräutern versetzt werden, die im nächsten Kapitel näher beschrieben werden.

 Kneipp hat empfohlen, beim Augenbad das ganze Gesicht einzutauchen. In der heutigen Zeit sind kleinere Schalen, bei denen nur das Auge eingetaucht wird, erhältlich. Entgegen aller Modernisierungen ist allerdings der erfrischende Effekt des klassischen Augenbades nicht zu verachten.

Der kalte Gesichtsguss

Der Gesichtsguss leistet wertvolle Dienste bei chronischen Erkrankungen der Ohren, der Nasennebenhöhlen und der Kiefer sowie der Augen, insbesondere beim Trockenen Auge. Wegen seiner positiven Wirkung auf die Hautdurchblutung und -straffung wird er auch als „Schönheitsguss" bezeichnet.

Der Gesichtsguss wird mit einem drucklosen Wasserstrahl durchgeführt. Wenn Sie kein spezielles Gussrohr haben, können Sie auch den Duschkopf abmontieren und den Duschschlauch verwenden.

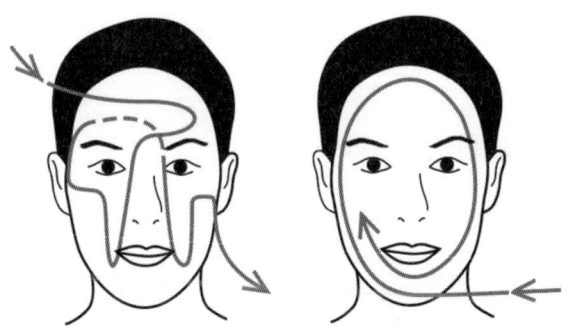

Gesichtsguss

! Der Gesichtsguss sollte nicht angewendet werden bei Grünem Star (Glaukom), bei akuten Entzündungen und Nervenreizungen im Kopfbereich (z. B. Trigeminusneuralgie).

Beugen Sie sich über die Badewanne oder das Waschbecken und schließen Sie die Augen. Beginnen Sie an der rechten Stirnseite, von dort quer über die Stirn, dann senkrechte Gießungen neben der Nase rechts beginnend zu den Wangenknochen hin, links wiederholen. Halten Sie den Strahl für ein paar Sekunden auf die geschlossenen Augen. Zum Abschluss das Gesicht umkreisen. Während der Anwendung regelmäßig weiteratmen. Nach dem Guss leicht abtrocknen.

Phytotherapie

Die Phytotherapie ist die Behandlung mit pflanzlichen Inhaltsstoffen. In der Augenheilkunde hat sich die Arzneipflanze *Euphrasia* (Augentrost) bei Erkrankungen des vorderen Augenabschnittes als hilfreich erwiesen.

Es existiert eine große Vielzahl von Rezepturen für Augenbäder und Kompressen, in denen die Pflanze selten fehlt. Sie ist Bestandteil von unzähligen pflanzlichen und homöopathischen Zubereitungen in Form von Augentropfen und -salben oder Tinkturen.

Der Augentrost (lateinisch *euphrasia* = Wohlbefinden) wird im Englischen *eyebright* (klares Auge) und im Französischen *casse-lunettes* (zerbricht die Brille) genannt. Er ist ein eher unscheinbares, nur 10–20 cm hohes Pflänzchen mit weißlich-blauen Blüten, die von ihrer Form her ein wenig an ein Auge erinnern.

Er wächst auf Wiesen, Heiden und in trockenen und lichten Wäldern. Weltweit sind über 200 Arten bekannt. Seit dem Mittelalter wurde der Aufguss der Pflanze gegen Erkältungskrankheiten der oberen Luftwege aber auch zur Behandlung von Geschwülsten und Eiterungen angewandt. Kneipp schätzte den Augentrost als Augenmittel und als magenstärkendes Bittermittel.

In der täglichen augenärztlichen Praxis wird die Pflanze immer wieder erfolgreich angewendet und bei vielerlei Augenproblemen, insbesondere aber beim Trockenen Auge, empfohlen.

Im Folgenden werden einige Rezepte für warme oder kalte Kompressen, Augenbäder nach Kneipp und Dampfanwendungen aus pflanzlichen Zusätzen aufgeführt. Wählen Sie selbst ein Rezept aus, das Ihnen zusagt.

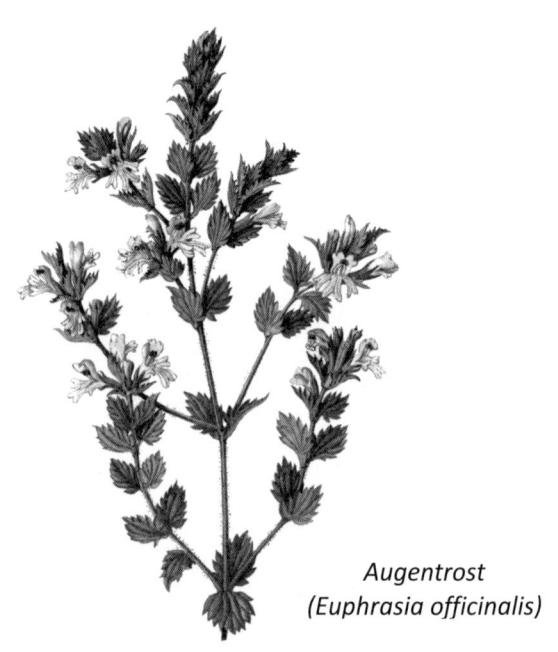

Augentrost
(Euphrasia officinalis)

Augentrost und Fenchel wirken prinzipiell beruhigend und ausgleichend auf den vorderen Augenabschnitt. Bei langfristiger Anwendung von Zubereitungen mit Kamille können Allergien auftreten. Hier sollte immer die Zusammensetzung durch zwischenzeitliches Weglassen der Kamille variiert werden.

Bei Pfefferminze vermutet man bei inhalativer Anwendung positive Wirkungen auf das Immunsystem (Vermehrung von Antikörpern in der Tränenflüssigkeit). Ein Trockenes Auge kann so auf immunologischem Wege verbessert werden.

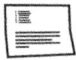 **Tinkturen für Augenkompressen**

- Ein halber bis ein Löffel frisch gemörserte Fenchelfrüchte in 500 ml Wasser, 10–15 Minuten kochen lassen, abseihen.
- 50 g getrockneter Augentrost in 500 ml Wasser, 15 Minuten kochen lassen, abseihen.
- 50 g frischer, geschnittener Kerbel in 500 ml Wasser, 15 Minuten kochen lassen, abseihen.
- Euphrasia Extern Tinktur (DHU), 10 Tropfen in Fencheltee
- 10 g getrocknete Kamillenblüten
  10 g getrocknete dunkelrote Rosenblätter
  10 g frisch gemörserte Fenchelfrüchte
  10 g getrockneter Augentrost
  mischen, mit kochendem Wasser aufgießen, 10 Minuten ziehen lassen, abseihen, abkühlen lassen.

- 10 g getrocknetes Waldmeisterkraut
  10 g getrocknete Holunderblüten
  10 g frisch gemörserte Fenchelfrüchte
  10 g getrockneter Augentrost
  mischen, mit kochendem Wasser aufgießen, 10 Minuten ziehen lassen, abseihen,
  abkühlen lassen.

Anhang

Psychische Aspekte des Trockenen Auges

Patienten mit Trockenen Augen verspüren oft einen sehr hohen Leidensdruck. Die Gründe dafür sind vielschichtig. Einerseits nehmen die (aus medizinischer Sicht eher harmlosen) Beschwerden für den Betroffenen teilweise beängstigende Formen an. Diese Empfindung wird dadurch noch verstärkt, dass die konventionelle Therapie mit künstlicher Tränenflüssigkeit in den wenigsten Fällen in befriedigender Weise hilft. Andererseits fühlen sich die Patienten von ihrer sozialen Umgebung und von ihrem behandelnden Augenarzt vielfach unverstanden. Sie beklagen, dass Ihnen zu wenig Zeit und Aufmerksamkeit bezüglich ihrer Beschwerden geschenkt wird.

In der konventionellen Medizin wird bei ausbleibendem Erfolg der (rein symptomatischen) Therapie eine Psychotherapie empfohlen. Auf der Basis des kausalen, ganzheitlichen Ansatzes aber sollte man hier zunächst verborgene Krankheitsursachen behandeln und alle Möglichkeiten ausschöpfen, bevor man das Krankheitsbild vorschnell „auf die psychische Ebene schiebt" und dem Betroffenen damit gegebenenfalls unrecht tut. Dies sollte man nicht allein, sondern zusammen mit einem erfahrenen Ganzheitsmediziner tun.

In der Begleittherapie des Trockenen Auges haben sich Entspannungsverfahren bewährt. Bekannt ist z. B. der positive Effekt von Autogenem Training, Musiktherapie, Meditationstechniken und Yoga. Allen gemeinsam sind das Aufspüren und die Begleitung von körperlichen und seelischen Ungleichgewichten, damit Körper, Geist und Seele zur Ruhe und Gelassenheit zurückfinden und eine neue, heilende Ausrichtung erlangen können.

Die Grundlagen dieser Entspannungstechniken sollte man unter fachlicher Anleitung zunächst in der Gruppe lernen, damit man sie mit der entsprechenden Erfahrung später allein durchführen kann.

Bleibt trotz allem die gewünschte Beschwerdefreiheit aus, können psychotherapeutische Maßnahmen in Betracht gezogen werden. Tatsächlich hat man bei Patienten mit Trockenem Auge gehäuft eine emotionale Instabilität und eine

Neigung zu Depressivität festgestellt. Es wurden Parallelen zwischen psychischer Belastung und Stärke des Trockenen Auges gefunden, wahrscheinlich begründet in einer nervlich gesteuerten Zusammensetzung des Tränenfilms. Genaue Zusammenhänge sind jedoch weiterhin unklar.

Was man noch tun kann – Praktische Tipps

- Sorgen Sie immer für frische Umgebungsluft: Befeuchten Sie die trockene Heizungsluft, meiden Sie verrauchte Räume, und lüften Sie viel.
- Überdenken Sie Ihr Konsumverhalten: Sitzen Sie oft vor dem Computer oder Fernseher?
- Klimaanlagen, Luftgebläse sollten nicht direkt aufs Auge gerichtet sein. Klimaanlagen nicht zu häufig einschalten.
- Trinken Sie ausreichend und reduzieren Sie den Alkoholkonsum.
- Gönnen Sie sich genügend Schlaf.

- Wählen Sie Kosmetik mit Bedacht (möglichst hypoallergen) und beachten Sie ausreichende Lidrandhygiene (Lidrandmassage s. S. 46).

- Verwenden Sie bei CPAP-Beatmungsmasken nachts vor dem Zubettgehen Augensalbe.

- Kontaktlinsenträger sollten zur besseren Gleitfähigkeit der Linsen Tränenersatzmittel dazutropfen.

- Ein optimaler Brillenausgleich verhindert eine unnötige Anstrengung der Augen.

- Bei Sonneneinstrahlung sollten Sie regelmäßig Lichtschutzgläser tragen, bei Brillen generell einen seitlichen Windschutz überdenken.

Literaturverzeichnis

Robert Bachmann und German Schleinkofer:
Natürlich gesund mit Kneipp. Wie Sie fit
und schön bleiben: Über 60 Wasseranwendungen für Ihr Wohlbefinden. Stuttgart:
TRIAS, 5. Auflage 2012.

Monika Helmke Hausen: Taschenkompass
Schüßlersalze. München: Goldmann 2004
(als e-book oder gebraucht).

Sebastian Kneipp: Pfarrer Kneipps Wasserkur:
Körperliche und seelische Regeneration mit
der Kneippkur. Aarau: AT Verlag 2012.

Christian Lucae: Grundbegriffe der Homöopathie – ein Wegweiser für Einsteiger. Essen:
KVC, 4. Auflage 2015.

Hellmut Lützner und Helmut Million: Rheuma
und Gicht. Selbstbehandlung durch Ernährung. München: Urban & Fischer 2001
(gebraucht).

Hellmut Lützner: Wie neugeboren durch
Fasten. München: GU 2013.

Karl-Uwe Marx (Hrsg.): Komplementäre
Augenheilkunde. Ein Handbuch für die Praxis. Stuttgart: Hippokrates 2005 (gebraucht).

Andreas Michalsen: Ernährungstherapie und therapeutisches Fasten in der Naturheilkunde (Übersichtsarbeit). Schweizerische Zeitschrift für Ganzheitsmedizin. 2007; 19 (5): 260–268.

Ilse Strempel: Das andere Augenbuch. Seele und Sehen – ein Leitfaden für Betroffene. Essen: KVC, 2. Auflage 2011.

Ilse Strempel: Autogenes Training und andere Entspannungsmethoden in der Augenheilkunde dargestellt am Beispiel des Glaukoms. Heidelberg: Kaden, 3. Auflage 2014.

Wissenschaftliche Literatur kann auf Wunsch bei der Autorin unter der folgenden Emailadresse angefordert werden:

brigitte.schueler@t-online.de

Die Autorin

Dr. Brigitte Schüler ist seit 1995 als Fachärztin für Augenheilkunde tätig, seit 1997 in eigener Praxis. Ihr Medizinstudium in Essen schloss sie 1989 ab. Im Jahr 1985 begann sie mit wissenschaftlichen Arbeiten zu Anwendungen von Laserbehandlungen der Netzhaut und beendete diese im Jahr 1989 mit der Promotion. Die Zeit der medizinischen Weiterbildung verbrachte sie in der Chirurgie, der Inneren Medizin und der Augenheilkunde. Danach beendete sie erfolgreich die Weiterbildungen in Naturheilverfahren, Akupunktur, orthomolekularer Medizin und Elektroakupunktur.

Frau Dr. Schüler hält Vorträge für Ärzte und Laien und ist Autorin komplementärmedizinischer Artikel und Bücher. Im Laufe ihrer Tätigkeit hat sie sich besonders auf die ganzheitliche Therapie der Krankheitsbilder Trockenes Auge, Altersabhängige Makuladegeneration, Grauer Star und Grüner Star (Glaukom) spezialisiert.

Die Buchreihe *Was tun bei ...* im KVC Verlag

Alkoholabhängigkeit – Homöopathie und
   Komplementärmedizin (2011)

Bluthochdruck – Mind-Body-Medizin und
   Naturheilkunde (2016)

Colitis ulcerosa und Morbus Crohn – Naturheilkunde
   und Integrative Medizin (4. Aufl. 2016)

Demenz – Vorbeugung und
   Selbsthilfe (2014)

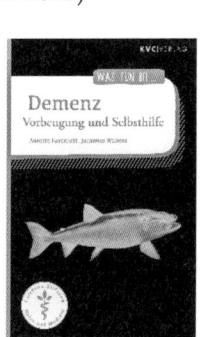

Depression – Homöopathie und
   Komplementärmedizin
   (2. Aufl. 2016)

Diagnose Krebs – Homöopathie
   und Schüßler Salze (2013)

Endometriose – Homöopathie und
   Naturheilkunde (2. Aufl. 2017)

Grauer Star und Altersweitsichtigkeit (2. Aufl. 2015)

Grippe und Infekte – Vorbeugung und Behandlung
   (2015)

Heilfasten (2010)

Heuschnupfen (2. Aufl. 2016)

Kopfschmerzen von Kindern (2007)

Carstens-Stiftung : Natur und Medizin
Erforschen. Erklären. Erleben

Ob Pflanzenheilkunde, Homöopathie oder Blutegeltherapie – die Komplementärmedizin ist sehr vielseitig.

Wichtig ist die Frage, welches Therapieverfahren bei welchen Krankheiten helfen kann. Antworten zur Komplementärmedizin gibt die Carstens-Stiftung : Natur und Medizin. Die Stiftung mit Sitz in Essen setzt sich seit über dreißig Jahren dafür ein, dass Naturheilkunde und Homöopathie in der Medizin stärker verankert werden.

Die Carstens-Stiftung : Natur und Medizin ist auf Ihre Unterstützung angewiesen: Werden Sie Mitglied, spenden Sie für die Komplementärmedizin, empfehlen Sie uns weiter!

Auftrag der Stiftung ist es, Forschungsarbeiten zu veröffentlichen und die Ergebnisse verständlich aufzubereiten: Mit der Gründung des KVC Verlages im Jahr 1998 wurde dafür ein individuelles Profil geschaffen.

Mit Ihren Spenden fördern wir Forschung, beziehen Stellung und beraten Patienten unabhängig.

Weitere Informationen unter:
Carstens-Stiftung : Natur und Medizin,
Am Deimelsberg 36, 45276 Essen,
Tel: 0201/56305 70, www.naturundmedizin.de